Glücksorgan Gehirn

Gabriele Rossbach

Glücksorgan Gehirn

Selbstoptimierung beginnt im Kopf

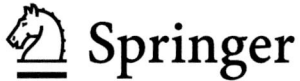

Springer

Gabriele Rossbach
Aachen, Nordrhein-Westfalen
Deutschland

ISBN 978-3-662-57728-8   ISBN 978-3-662-57729-5   (eBook)
https://doi.org/10.1007/978-3-662-57729-5

Die Deutsche Nationalbibliothek verzeichnet diese Publikation in der Deutschen Nationalbibliografie; detaillierte bibliografische Daten sind im Internet über http://dnb.d-nb.de abrufbar.

© Springer-Verlag GmbH Deutschland, ein Teil von Springer Nature 2019
Das Werk einschließlich aller seiner Teile ist urheberrechtlich geschützt. Jede Verwertung, die nicht ausdrücklich vom Urheberrechtsgesetz zugelassen ist, bedarf der vorherigen Zustimmung des Verlags. Das gilt insbesondere für Vervielfältigungen, Bearbeitungen, Übersetzungen, Mikroverfilmungen und die Einspeicherung und Verarbeitung in elektronischen Systemen.
Die Wiedergabe von Gebrauchsnamen, Handelsnamen, Warenbezeichnungen usw. in diesem Werk berechtigt auch ohne besondere Kennzeichnung nicht zu der Annahme, dass solche Namen im Sinne der Warenzeichen- und Markenschutz-Gesetzgebung als frei zu betrachten wären und daher von jedermann benutzt werden dürften.
Der Verlag, die Autoren und die Herausgeber gehen davon aus, dass die Angaben und Informationen in diesem Werk zum Zeitpunkt der Veröffentlichung vollständig und korrekt sind. Weder der Verlag noch die Autoren oder die Herausgeber übernehmen, ausdrücklich oder implizit, Gewähr für den Inhalt des Werkes, etwaige Fehler oder Äußerungen. Der Verlag bleibt im Hinblick auf geografische Zuordnungen und Gebietsbezeichnungen in veröffentlichten Karten und Institutionsadressen neutral.

Fotonachweis Umschlag: © [M] psdesign1 | photoraidz/stock.adobe.com
Umschlaggestaltung: deblik Berlin

Springer ist ein Imprint der eingetragenen Gesellschaft Springer-Verlag GmbH, DE und ist ein Teil von Springer Nature
Die Anschrift der Gesellschaft ist: Heidelberger Platz 3, 14197 Berlin, Germany

Vorwort

Das Gehirn und seine Optimierung bilden ein unglaublich spannendes Thema. Es ist noch nicht ansatzweise bekannt, wie viel positiven Einfluss wir auf unser ganzes Leben, auf unsere geistige Leistungsfähigkeit, auf unsere Vitalität und vor allem auch auf unser psychisches Wohlbefinden ausüben können, wenn wir das Gehirn ein wenig „dopen". Denn jegliche Selbstoptimierung entsteht definitiv im Gehirn!

Bereits über die Nahrung können wir wichtige Register für unsere Gehirnfitness ziehen, erstaunlicherweise auch über eine Verbesserung der Darmflora und im Besonderen über die Art des eigenen Denkens. Durch Letzteres können wir sogar körpereigene Glücksdrogen herstellen. Wer mag und wem es liegt, kann die Gehirnoptimierung mit meditativen Methoden fortsetzen.

Können wir das Gehirn als Glücksorgan nutzen? Und ob! Wie das geht, erfahren Sie in sämtlichen Kapiteln dieses Buches.

Besonders, wenn Sie die genannten Register ganzheitlich nutzen, bemerken Sie bereits nach kurzer Zeit den Ersteffekt, dass Sie einen klareren Kopf haben, sich besser konzentrieren können und ausgeglichener sind.

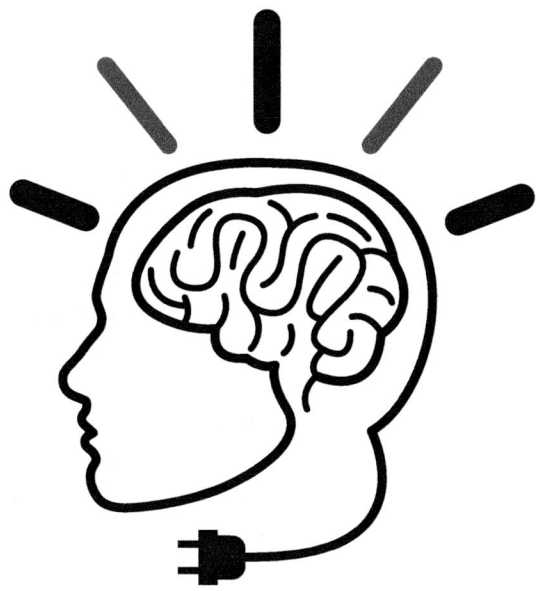

© blacksalmon/stock.adobe.com

Die aktuellsten wissenschaftlichen Erkenntnisse der Neurologie und Psychologie über das Gehirn sind nämlich oft überraschend und in jedem Fall faszinierend. Dabei ist eine Optimierung des Gehirns gar nicht kompliziert, denn das Gehirn beispielsweise mit hochwertigen und leckeren Nahrungsmitteln leistungsfähiger zu machen, ist überaus genussvoll und effizient zugleich.

Neuerdings erfreut sich auch die Information über die Auswirkung einer guten Darmflora großer Bekanntheit, und wenn wir diesen gravierenden Einfluss nutzen, stärken wir auch darüber auf erstaunlich direktem Weg die Gehirnvitalität und die psychische Stimmung.

Doch es gibt noch vieles mehr, was wir für das Glücksorgan zwischen unseren Ohren tun können. Wussten Sie schon, dass regelmäßiger leichter Ausdauersport bestimmte Hirnzellen vermehrt und den Hirnstoffwechsel stark verändert? Und was genau mit dem Gehirn geschieht, wenn wir zu wenig schlafen oder uns ungünstig ernähren?

War Einstein womöglich deswegen besonders genial, weil sein regelmäßiges Schlafpensum zwölf Stunden betrug?

Kann man Charaktereigenschaften in Gehirnscans erkennen?

Was ist Bewusstsein? Ist Bewusstsein im Gehirn lokalisierbar? Was verrät luzides Träumen über Bewusstheit? Was richtet ein Trauma in den Hirnstrukturen an? Kann man dazu einen „Reset" im Gehirn durchführen?

Weshalb behaupten die Harvard-Professoren Achor und Vaillant, dass Erfolg im Kopf beginnt und Glück ebenfalls?

Dies und viele weitere neurowissenschaftliche Studienergebnisse über die Funktionen des Gehirns und damit zusammenhängende Kuriositäten ergänzen die Grundinformationen auf unterhaltsame Art. Wer sich für die Funktionen des Gehirns interessiert, für den liest sich auch die Botenstoff- oder Neurotransmitterchemie des Lachens und des Denkens spannend wie ein Roman.

Wir profitieren dabei von der Neugier der Neurowissenschaftler auf die Zusammenhänge zwischen Psyche und Befinden mit der Gehirnaktivität und Gehirnchemie. Kürzlich hat eine Hirnforscherin zum Beispiel Probanden im Magnetresonanztomographen untersucht und die Gehirne dabei beobachtet, großzügige Entscheidungen zu treffen. Diese und viele andere Untersuchungen werden genannt, und getoppt werden diese Hirnuntersuchungen derzeit durch die neurowissenschaftlichen Erkenntnisse zu meditativen Entspannungsmethoden. Die Ergebnisse aus dem Magnetresonanztomographen, aus EEGs, Blutwerten und Studien zur Neuroplastizität verblüffen derart, dass man Lust auf die praktische Anwendung bekommen kann.

Abgerundet werden diese Informationen daher mit einem kurzen Praxisteil, welcher drei Methoden einer jeweils sehr einfachen mentalen Praxis zur Selbstoptimierung und zur Stimmungsverbesserung anbietet, in Form von wohltuenden Kurzmeditationen. Zum Beispiel können Sie ganz einfach mit Ihrem ein- und ausfließenden Atem Affirmationen wiederholen, die Ihren psychischen und emotionalen Zustand nach wenigen Minuten Praxis positiv stimulieren, Sie entspannen und zentrieren.

Die Bilanz der „Gehirnpflege" lautet: **Brainpower, gute Laune, Selbstbewusstsein und ein klarer Kopf sind eins!**

Es gibt dazu viele unterschiedliche Register, die wir ganz nach individuellem Geschmack ziehen können. Und für die Skeptiker unter uns sind diese Strategien, die allesamt den aktuellen neurologischen und psychologischen Forschungsergebnissen entspringen, mit deren Quelle belegt.

Gabriele Rossbach

Inhaltsverzeichnis

Über die Autorin

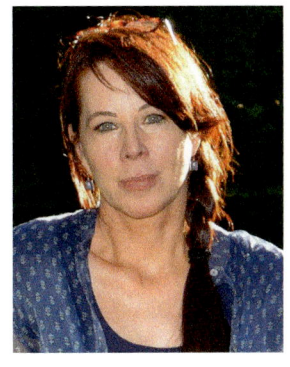

Gabriele Rossbach ist ausgebildete Pädagogin, Entspannungstherapeutin, Meditationslehrerin, Autorin und freie Journalistin. Sie lebt in Aachen und leitet seit 1994 Seminare im Bereich Meditation, Psychosomatik und Stressbewältigung.

Das besondere Interesse der Autorin gilt der Optimierung des Gehirns auf der Basis neurowissenschaftlicher Erforschung der Gehirnaktivitäten, insbesondere der Neuroplastizität des Gehirns, der Neurotransmitter und der Hirnzellregeneration.

Die wissenschaftlich doku-
mentierten Auswirkungen von
Ernährung, Sport, Psychotherapie, Meditation sowie Verhaltens-
und Gedankenmustern auf die
gesamte Hirnaktivität bilden für
Gabriele Rossbach die Grundlage
für jegliche Anwendbarkeit und
Praxis.

Das Spektrum der Methodik
der Autorin umfasst Ernährungs-
wissenschaft, Sport und auch
psychotherapeutische Inhalte aus
NLP, ACT, mentalem Training
und der Kognitiven Therapie
sowie Tiefenentspannung nach
Jacobson und autogenes Training.

Schwerpunkt der Praxis bilden meditative Methoden, die
selbstheilend wirken und das
Selbstbewusstsein stärken. Zu
dieser psychischen Klärung und
Zentrierung gehören visuelle
Meditationen, Yoga-Atmung
und die Advaita-Praxis. Ebenso
wichtig sind die buddhistische
Vipassana- und Metta-Meditation (Achtsamkeits- und Liebende-Güte-Meditation) zur inneren
Harmonisierung).

1

Das Gehirn: ein Wunderwerk zur Optimierung

1.1 Glückslabor Gehirn

Sehr schmeichelhaft und zugleich spannend für Ihr Gehirn ist die Information, dass es ein hochpotentes Labor ist. Wenn Sie es richtig anstellen, kann es zu Ihrem Glückslabor werden, um Botenstoffe zu erzeugen, die nahezu süchtig machen. Diese Art von „Sucht" ist allerdings risikolos, gesund und einfach wohltuend. Bei optimaler Nutzung des Hirnlabors wird zum Beispiel heitere Zufriedenheit erzeugt, gute Laune und innere Ruhe und Gelassenheit. Auch klare Konzentration und mentale Leistungsfähigkeit können hier hergestellt werden. Darüber hinaus kann die Psychosomatik in Bestform gebracht werden, weil sich die optimale Hirnchemie auch auf die körperliche Fitness und Gesundheit auswirkt. Sogar physische Leistungen

© Springer-Verlag GmbH Deutschland, ein Teil von Springer Nature 2019
G. Rossbach, *Glücksorgan Gehirn*,
https://doi.org/10.1007/978-3-662-57729-5_1

kann das Gehirn vorbereiten und verbessern. Insgesamt vermag unser Gehirn Substanzen herzustellen, die uns in allen Bereichen leistungsfähiger und vor allem glücklicher machen, körpereigene Substanzen, nach denen man unbekümmert ein bisschen „süchtig" sein darf. Wie man das Gehirn zu solch einem effizienten Glücksorgan machen kann, werden wir analysieren und trainieren.

Obendrein ist dieses faszinierende Wunderwerk in Ihrem Kopf das einzige Ihrer Organe, das sich selbst untersuchen, hinterfragen oder reflektieren kann. Was Ihr Gehirn aber verwundern dürfte, ist, dass es dennoch nur eines von mehreren lebenswichtigen „Gehirnen" in Ihrem Körper ist, die eher unspektakulär ihre fast ebenso faszinierenden Funktionen erfüllen. Das bekannteste dieser weiteren Gehirne ist das „Bauchgehirn". Haben Sie sich auch schon von Ihrem „Bauchgefühl" leiten lassen, auch wenn es recht undefinierbar erschien? Tatsächlich bildet der Solarplexus im oberen Bauchraum ein Nervengeflecht, das unfehlbar hilfreiche Intuition für den Alltag zu liefern vermag! Neben solchen Impulsen synchronisiert dieses Nervengeflecht zusammen mit dem Vagusnerv Gedanken und Emotionen mit körperlichen Vorgängen. Dafür können wir uns sensibilisieren und Nutzen daraus ziehen.

Auch der Darm wird mittlerweile immer bekannter als wichtiges Steuerungsorgan – und das nicht nur für körperliche, sondern auch für psychische Prozesse, daher wird er mittlerweile selbst in wissenschaftlichen Veröffentlichungen mitunter als eine Art Gehirn bezeichnet.

Die sensiblen Naturen unter uns erahnen sogar eine Art „Herzgehirn" im Bereich des Brustraums, welches uns über feine und intuitive Gefühle zu leiten vermag.

Dabei ist und bleibt das Gehirn im Kopf der Chef, oder zumindest der Hauptkoordinator. Schließlich koordiniert und beantwortet dieser die Informationen aus den anderen „Gehirnen", als „Vorstandsvorsitzender" unseres Körpers führt er neben all seinen lebenswichtigen körperlichen Steuerungsfunktionen die Regie über das erwähnte hochkomplexe Chemielabor. Darin produziert das Gehirn pausenlos Botenstoffe, die unsere Stimmung und Gefühle, unsere Reaktionen und unser Immunsystem stimulieren (Abb. 1.1).

Es macht also Sinn, bewusst mit dem Chef zusammenzuarbeiten und ihm die wirksamsten Inputs und Hilfen zuzuspielen, um unser Dasein gesünder und glücklicher zu

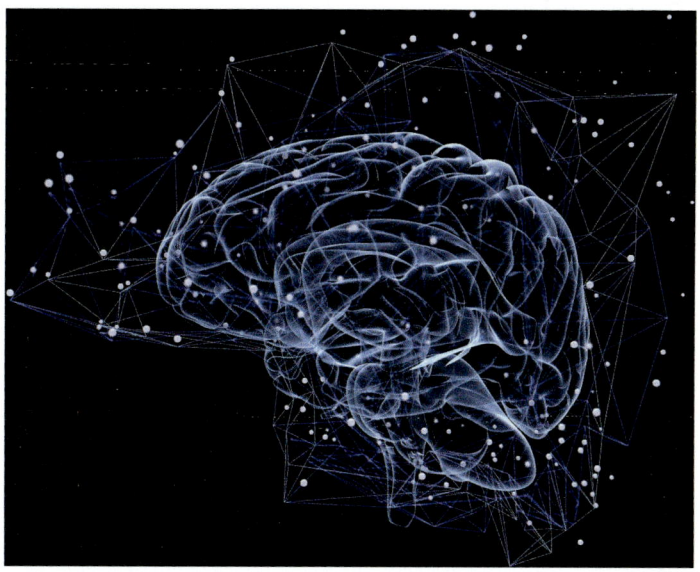

Abb. 1.1 © Tatiana Shepeleva/stock.adobe.com

machen. Denn der Cocktail an Botenstoffen wird ständig durch den Körper geschickt und ist damit das Wichtigste, um auf die eigene Befindlichkeit Einfluss zu nehmen. Dieser Mix an Botenstoffen ist es nämlich, der uns unternehmungslustig oder unmotiviert, hungrig oder satt sein lässt, der Gelassenheit oder Stress, gute Laune oder triste Depressionen verursacht. Der entscheidend beeinflusst, ob wir gut oder schlecht schlafen, und unser Immunsystem stärkt oder schwächt. Nicht zuletzt bewirken auch diese im Gehirnlabor erzeugten Botenstoffe, ob wir vor Selbstbewusstsein strotzen … oder ob Selbstzweifel an uns nagen. Das klingt tatsächlich nach Drogenlabor? So ist es, denn für jede Befindlichkeit und Stimmung gibt es körpereigene „Drogen", von Motivationshormonen über Durchhaltehormone, Beruhigungs- und Schlafhormone bis zu Angsthormonen oder euphorisierendem Endorphin, das uns überschwängliche Freude schenkt.

Wenn wir das körpereigene Drogenlabor richtig nutzen, dürften sich zugeführte Stimulanzien oder Drogen früher oder später von selbst erübrigen. Der Konsum solcher Stimulanzien dient, wenn man es genauer beleuchtet, eigentlich nur dazu, ein Defizit bestimmter eigener Botenstoffe auszugleichen. Stellen wir es jedoch geschickt an, locken wir durch bestimmte Denkgewohnheiten die erwünschten Botenstoffe in üppiger Menge hervor. Sie zirkulieren durch das Blut und wir bekommen den Cocktail für beste Effizienz, Konzentration oder tiefen Seelenfrieden frei Haus vom Gehirn geliefert. Die Fähigkeit, diese individuell erwünschten körpereigenen Drogen im Gehirn zu produzieren, kann man immer weiter trainieren und vervollkommnen, und darüber erübrigen sich die Stimulanzien schließlich von selbst. Man kann auf diese Weise abnehmen, Alkoholkonsum drosseln oder mit dem Rauchen aufhören. Als ehemals hochgradig süchtige Kettenraucherin habe ich das am eigenen Leib erfahren. Vor über 20 Jahren habe ich mit der Methode, den Hirnstoffwechsel über eine Änderung meiner Denkgewohnheiten und ein wenig meditative Entspannung graduell umzufunktionieren, eine angenehme Gelassenheit und wohligen inneren Frieden entwickelt, so dass sich dadurch jegliches Bedürfnis zu rauchen innerhalb einiger Monate endgültig auflöste – ohne Anspannung, Willenskraft oder Kampf. Und das nach etlichen vorherigen vergeblichen Versuchen mittels Willenskraft. Aber wenn man sich das erschließt, indem man vor allem den Serotoninspiegel erhöht, ist es nicht einmal schwierig.

Doch das Gehirnlabor, das den Lebenscocktail mixt, mit dem wir uns mehr oder weniger wohl oder unwohl fühlen, agiert eben so lange autonom, bis wir aktiv Einfluss darauf nehmen. Dieser Einfluss geschieht je nach individueller Neigung durch Sport, viel Schlaf, Sonnenlicht, bestimmte Nahrungsmittel, hochwertige Öle und Probiotika. Auch die Art des Denkens oder Meditation sind Stimulanzien für Neurotransmitter, die uns glücklich machen.

Stellen Sie sich dabei das Gehirn als Blitzlichtgewitter permanenter biomagnetischer Gedankenimpulse vor, und jeder einzelne dieser hunderttausend Gedankenimpulse beeinflusst die Produktion der Botenstoffe.

Einige dieser Gedanken sind natürlich machtvoller als andere und lassen augenblicklich das gesamte Körpersystem mit einem einzigen bestimmten Botenstoff überfluten. „Achtung Lebensgefahr!" ist solch ein dominierender

Gedankenimpuls. In einem Sekundenbruchteil aktiviert er eine hohe Dosis Adrenalin, es folgen Noradrenalin und Cortisol zur sofortigen Aktivierung aller überlebenswichtigen Körper- und Fluchtfunktionen.

Im Gegensatz dazu entlässt ein Witz, der uns zum Lachen bringt, augenblicklich Kaskaden von erfrischenden Wohlfühlstoffen in den Körper – wunderbare Botenstoffe wie Serotonin, Oxytozin und Dopamin fließen, sie beruhigen uns und lassen uns in heiterer Gelassenheit ruhen.

Die Produktion des Behaglichkeits- und Kuschelhormons Oxytozin schenkt uns ein wohliges Geborgenheitsgefühl. Es wird vor allem durch Kuscheln erzeugt, aber auch liebevolle und freundliche Gedanken erhöhen die Dosis im Körper.

Letzteres fanden Neurologen so spannend, dass sie es auch im Magnetresonanztomografen untersuchten und dabei eine überraschende Veränderung der Hirnwellenfrequenz feststellten. Die ersten dieser Untersuchungen fanden im Jahr 2000 statt, und zwar an tibetischen Mönchen, welche die „Meditation der liebenden Güte" seit langer Zeit täglich praktizierten. Die ersten Messungen und ihre auffallenden positiven Ergebnisse kamen den Forschern derart verblüffend vor, dass sie zunächst glaubten, ihre Geräte seien kaputt. J. C. Rüegg resümiert diese und viele andere erstaunliche Ergebnisse 2017 in seiner Neuauflage von „Mind & Body" auf spannendste Art (Anhang, „Buchempfehlungen und allgemeine Quellen").

Auch Nahrungsmittel haben einen beachtlichen Einfluss auf die Leistungsfähigkeit und Gesunderhaltung unserer grauen Zellen. Seitdem zusätzlich auch noch die Auswirkungen des Darms auf das Befinden bekannt geworden sind, untersuchen Mediziner gespannt den Einfluss der Darmflora auf die Psyche und entdeckten einen echten Superstar: Lactobacillus rhamnosus! Die Forscher fanden unter anderem heraus, dass ein üppiges Vorkommen dieses Darmbazillus antidepressiv und angstlösend wirkt. Neuerdings werden ständig weitere überraschende Zusammenhänge zwischen der Art der Darmflora und ernsthaften Störungen wie Autismus beobachtet (Kap. 8).

Neben solchen tiefenwirksamen Einflussfaktoren gibt es natürlich auch Stimulanzien, die unsere Wohlfühlstoffe jederzeit sanft triggern. Jeder weiß, dass es merklich die Stimmung hebt, Alltagsaktivitäten wie Joggen, Autofahren oder auch Fensterputzen mit gutem Sound zu kombinieren. Auch ein schöner Duft wirkt stimmungshebend, denn solche Reize nehmen unmittelbar auf das limbische System im Gehirn Einfluss und veranlassen von dort aus die Ausschüttung von Wohlfühlhormonen.

Es gibt insgesamt eine Menge an Registern, die wir ziehen können, um uns glücklicher zu fühlen, mehr Konzentrationsfähigkeit oder Selbstbewusstsein zu entwickeln, besser zu schlafen und aktiver, fitter und gesünder zu sein.

1.2 Erstaunliche Fakten über das Gehirn

Unser Gehirn ist das frappierendste Wunderwerk der Evolution. Genau in diesem Moment vollbringt es bei Ihnen erstaunliche Leistungen. Während Sie diese Zeilen lesen, nehmen Sie die Information ohne große Anstrengung auf und denken darüber nach, während Sie schon weiterlesen. Sie wissen sofort, wofür Sie sich besonders interessieren, und wählen die für Sie wichtigen Informationen aus. Sie greifen auf Ihr Wissen zurück, um den Text zu verarbeiten und seine Bedeutung zu erfassen. Darüber hinaus ziehen Sie daraus schon jetzt beim Lesen Ihre Schlüsse, welche der genannten Informationen Ihrer persönlichen Optimierung dienen könnte. Ziemlich viel gleichzeitig, nicht wahr? Kompliment an Ihr Gehirn!

Einige Fakten, die Ihr Gehirn interessant finden dürfte [1]:

- Unser Wunderwerk, das Gehirn, verfügt über rund 86 Mrd. neuronale Gehirnzellen und eine ähnliche Anzahl Gliazellen, das sind insgesamt rund 170 Mrd. Zellen.
- Ein Neuron ist mit bis zu 30.000 anderen Neuronen vernetzt. Jede dieser Nervenzellen in der Großhirnrinde kann in höchstens 2 Zwischenschritten jedes andere Neuron erreichen.
- Die Gesamtlänge aller Nervenbahnen unseres Gehirns beträgt 5,8 Millionen Kilometer. Das würde 145 Erdumrundungen entsprechen.
- Täglich fließen etwa 1.200 Liter Blut durch unser Gehirn und beliefern es mit fast 75 Litern reinem Sauerstoff.
- Obwohl das Gehirn nur etwa 2 Prozent der gesamten Körpermasse ausmacht, benötigt es 20 Prozent des Sauerstoffs und 25 Prozent der Glukose im Körper. Damit qualifiziert es sich als echtes Turbo-Organ. Doch es besitzt fast keine Speicherkapazitäten für Sauerstoff und Energie, daher muss es ständig über das Blut damit versorgt werden.
- Trotz des hohen Kalorienverbrauchs ist es nicht das Denken, welches so viel Energie benötigt, sonst wären alle geistig Arbeitenden vermutlich eher schlank. Durch Nachdenken, geistiges Arbeiten oder Lernen werden nur 1–2 Kalorien pro Stunde mehr verbraucht.

- Durstiges Gehirn – das Gehirn besteht zu 85 Prozent aus Wasser, während der Rest des Körpers einen Wasseranteil von ca. 67 Prozent aufweist. Daher braucht das Gehirn eine regelmäßige Flüssigkeitszufuhr.
- Wenn man den Wasseranteil herausrechnet, bestehen 60 Prozent der Gehirnmasse aus Fett! Und zwar aus speziellen Gehirnfetten und zu 40 Prozent aus Proteinen.
- Durchschnittsgewicht des männliches Gehirns: 1375 Gramm.
- Durchschnittsgewicht des weibliches Gehirns: 1245 Gramm.
- Doch bevor Sie hier nun begeisterte beziehungsweise beunruhigte Schlüsse ziehen – die Wissenschaft belegt eindeutig, dass zwischen Größe und Intelligenz kein Zusammenhang besteht, sonst wären beispielsweise Elefanten viel klüger als Menschen. Das weibliche Gehirn bringt die gleiche Leistung bei weniger Gewicht und funktioniert demnach effizienter. Das Gehirn von Einstein hatte übrigens ein für Männer unterdurchschnittliches Gewicht von nur 1230 Gramm.
- Unser Gehirn ist ein Supercomputer mit einer unvorstellbaren Speicherkapazität. Zum Vergleich: die Anzahl der Elementarteilchen im Universum beträgt nach astrophysikalischen Schätzungen 10^{79}. Doch die Anzahl der Wahrnehmungs- und Bedeutungsinhalte, die das menschliche Gehirn speichern kann, beträgt 10^{150}.
- Nicht jedes Erlebnis oder jede Erkenntnis bleibt im Gedächtnis haften. Je stärker ein Ereignis mit Emotionen verknüpft ist, desto höher ist die Chance, dass es im Langzeitgedächtnis abgespeichert wird. Individuell mag das vielleicht Ibrahimovics Fallrückziehertor im November 2012 sein oder das erste Gemälde der kleinen Tochter im Mai 2013.
- Schrecksekunde – der Mensch reagiert blitzschnell bei Schmerz oder Gefahr. Gefahrverheißende Eindrücke und der Reaktionsimpuls darauf können im Nervensystem Geschwindigkeiten von bis zu 140 Metern pro Sekunde erreichen.

- Auffassungsgabe und logisches Denken lassen sich durch Training und Lernen bis zum 27. Lebensjahr intensiv steigern. Mit 37 lässt das Erinnerungsvermögen bereits nach.
- Das menschliche Gehirn hat keine Schmerzrezeptoren, Operationen am Gehirn sind daher schmerzfrei.
- Gute Nachrichten: Professor Dr. Magdalena Götz, Direktorin des Instituts für Stammzellforschung am Helmholtz-Zentrum München, fand in ihren Forschungen heraus, dass die Gliazellen, denen zuvor nur eine Stütz- und Ernährungsfunktion zugeschrieben wurde, beim Tod neuronaler Gehirnzellen als Stammzellen fungieren können. Dadurch kann die Bildung neuer Gehirnzellen stattfinden. Dieses Geschehen nennt man auch „neuronale Plastizität", was die Fähigkeit von Nervenzellen oder mitunter sogar ganzen Hirnarealen beschreibt, sich zwecks Optimierung in ihrer Anatomie und Funktion zu verändern. Es bedeutet, dass beispielsweise Schlaganfallpatienten oder Menschen mit Hirnschäden teilweise neue Ersatzzellen bilden können, welche die ausgefallenen Hirnfunktionen übernehmen, und dass außerdem mit entsprechendem Training auch andere Zellarten und Hirnareale die Ausfälle zum Teil übernehmen können.
- Die Neuronen (Gehirnzellen) bilden untereinander Kontakte, so genannte Synapsen. Jedes einzelne Neuron kann bis zu 10.000 solcher Synapsen mit anderen Nervenzellen entwickeln! Diese Kontaktstellen sind extrem veränderbar. Veränderungen an diesen Kontakten sind die neuronale Basis für unser Gedächtnis. Durch das Lernen erfolgt eine Vernetzung, die dann ermöglicht, dass eine einzige aufgenommene Information von vielen Nervenzellen gemeinsam abgespeichert und abrufbereit gehalten wird.
- Das Gehirn – ein funkelndes, elektrisch funkendes Blitzlichtgewitter! Durch diese Synapsen, die Verbindungsstellen zwischen den Zellen, werden elektrische Impulse ausgetauscht. Wenn ein Neuron feuert, wird ein elektrischer Impuls gesendet. Sobald dieser Impuls die Synapse

erreicht, werden Neurotransmitter freigesetzt, die dann am gegenüberliegenden Neuron andocken. Diese blitzschnelle Übertragung ermöglicht uns das Denken und jegliche Wahrnehmung der Außenwelt.

- Gefühlstransfer – Gedanken erzeugen Emotionen, die sich durch chemische Signalstoffe artikulieren, die wir riechen können, von Mensch zu Mensch. Forscher ließen Probanden den Achselschweiß anderer schnüffeln. Waren die Geruchslieferanten in einem zufriedenen Zustand, aktivierte der Geruch bei weiblichen Teilnehmern meistens ein Lächeln.
- Während Erinnerungen in der Großhirnrinde abgespeichert werden, fungiert der Hippocampus als zentrale Schaltstelle des Gedächtnisses. Er liegt tief im Inneren des Gehirns.
- Das Gehirn besitzt ein Glückszentrum, es heißt Nucleus accumbens. Hier werden die beglückendsten Neurotransmitter auf den Weg gebracht.
- Körperliche Betätigung und lebenslanges Lernen fördern die Entstehung neuer Nervenzellen im Gehirn. Offenbar unterstützt eine Kombination aus kognitiver und körperlicher Anstrengung neuronales Wachstum auch in älteren Gehirnen.

2

Kurioses aus der Hirnforschung

Neurowissenschaftler und Psychologen stöbern gern in allen Regionen des Hirns und studieren die Wechselwirkungen der Hirnfunktionen. Dabei fördern sie manchmal absonderliche Zusammenhänge zutage. Mitunter können uns solche Experimente ziemlich erheitern, wenn der Nutzen auch nicht immer ersichtlich ist, wie das verrückte Beispiel in Abschn. 2.1 zeigt.

2.1 Suggestion ist alles

Wenn der eigene Körper per Sinnestäuschung verschwindet, lindert das angeblich soziale Ängste. Wer sich für unsichtbar hält, erleidet demnach weniger sozialen Stress.

© Springer-Verlag GmbH Deutschland, ein Teil von
Springer Nature 2019
G. Rossbach, *Glücksorgan Gehirn*,
https://doi.org/10.1007/978-3-662-57729-5_2

Forscher um Arvid Guterstam vom Karolinska-Institut in Stockholm [2] versetzten 125 Freiwillige mit Hilfe einer Cyberbrille in ein virtuelles Szenario, in dem der eigene Körper unsichtbar war (Abb. 2.1).

Blickten diese Teilnehmer an sich hinunter, sahen sie nichts. Der Versuchsleiter strich dann mit einem Pinsel über die unsichtbaren Körperteile. In der virtuellen Welt sahen die Probanden, wie dieser Pinsel im leeren Raum schwebte. Nach eigenen Angaben fühlten sich die Teilnehmer nach kurzer Zeit, als seien ihre Gliedmaßen unsichtbar. So leicht lässt das Gehirn sich foppen! Guterstam und seine Kollegen setzten den jeweiligen Probanden daraufhin einer stressigen Situation aus und stellten ihn

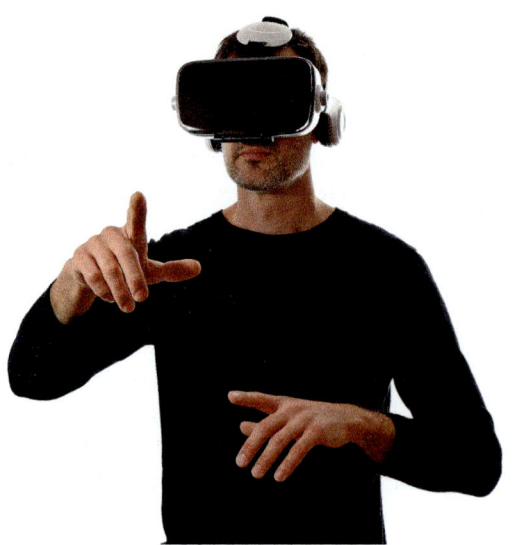

Abb. 2.1 © Davizro Photography/stock.adobe.com

vor ein virtuelles Publikum, das ihn unfreundlich musterte. Üblicherweise beschleunigt sich daraufhin der Herzschlag, doch der vermeintlich unsichtbare Teilnehmer erlebte diesen Effekt nur sehr reduziert. Alle Versuchspersonen hatten eine niedrigere Pulsfrequenz und erlebten weniger Stress als die Vergleichsgruppe, die die Situation mit sichtbarem Körper, aber ebenfalls nur virtuell erlebte.

Wenn man einem Menschen also wider dessen besseres Wissen vorgaukelt, er sei unsichtbar, verändert das sein Denken und Fühlen. Nun fragt man sich – nicht sonderlich ernsthaft –, ob diese Methode bei der Therapie sozialer Phobie hilfreich sein könnte. Die „Tarnkappe" war jedenfalls schon immer eine amüsante Option.

2.2   Gehirne unter Strom

Wissenschaft am ethischen Limit …?

Hinterfragbar ist die Pilotstudie des Neurowissenschaftlers Roi Cohen Kadosh von der University of Oxford zur elektrischen Hirnstimulation aus dem Jahr 2013.

Das Thema der elektrischen Hirnstimulation zur Behandlung von psychischen Erkrankungen, von Lernstörungen oder schlicht um das Denkvermögen zu verbessern, sorgte in den vergangenen Jahren mehrfach für Aufregung.

Die elektrischen Ströme sollten die neuronale Kommunikation beschleunigen. Diese Forschung steckt noch in den Kinderschuhen, dennoch haben sich bereits mindestens 10.000 erwachsene Menschen ihr Hirn stimulieren lassen. Das Verfahren scheint zumindest auf kurze Sicht relativ unbedenklich zu sein. Die transkranielle Magnetstimulation (TMS) ist von der US-amerikanischen Food and Drug Administration inzwischen sogar als Therapie bei Migräne und Depressionen zugelassen. Es gab zudem frei verkäufliche Geräte, die inzwischen allerdings zum Teil wegen unerträglicher Nebenwirkungen schon wieder vom Markt genommen werden mussten.

Der besorgniserregende Forschungszweig beschäftigt sich gezielt mit der Frage, ob Kinder von solchen Verfahren vielleicht noch stärker als Erwachsene profitieren könnten – etwa durch Einsatz der kostengünstigen und transportablen Variante der TMS, und zwar mittels der transkraniellen Gleichstromstimulation. Sie wurde an Kindern durchgeführt, um zu untersuchen, ob sich gefahrlos kleine, spezifische Hirnbereiche elektrisch anregen lassen, um damit Lernschwierigkeiten zu überwinden. Forscher sind vor allem deswegen daran interessiert, weil die elektrischen Ströme bei Kindern tiefer eindringen, denn ihre Schädeldecke ist dünner als die von Erwachsenen. Außerdem wirkt die Methode auf Gehirne, die sich noch im Wachstum befinden, intensiver ein. Die gewagte These zu diesen Experimenten lautet, dass man die Lernkapazität und die Intelligenz von Kindern darüber eventuell steigern könne.

2013 hatte Cohen Kodosh eine Variante namens „transkranielle Rauschstromstimulation" zur Verbesserung der Rechenfähigkeit von Erwachsenengehirnen eingesetzt. Daraufhin verwendete er die Methode in einer Schulstudie bei 12 Kindern zwischen 8 und 10 Jahren mit Mathelernschwierigkeiten. Laut seiner Studie erzielten die Schüler im Vergleich zur Kontrollgruppe größere Lernfortschritte. Zudem zeigten sie Verbesserungen in Mathetests (Abb. 2.2).

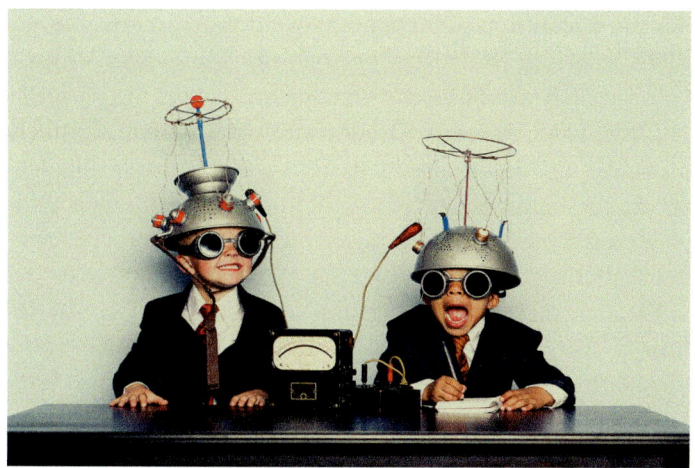

Abb. 2.2 © RichVintage/Getty Images/iStock

Was die Technik im Kindesalter für Forscher verlockend sein lässt, weckt andererseits große Bedenken. Denn bisher ist nicht bekannt, wie sich die elektrische Stimulation auf das sich entwickelnde Gehirn auswirkt und ob entstehende Schäden rückgängig zu machen wären.

2.3   Lichtschalter im Gehirn

Auch mit farbigem Licht kann man im Gehirn herumfunken und Verhaltensweisen stimulieren. Damit experimentiert Karl Deisseroth, ein US-amerikanischer Psychiater, Neurobiologe und Bioingenieur an der Stanford University. Seine Methoden ermöglichen bisher ungeahnte Einblicke ins Gehirn, zumindest bei Mäusen. Mit seiner Methode der so genannten Optogenetik werden Proteine, die auf Licht reagieren (Kanalrhodopsine), mit Hilfe eines Virus in Gehirnzellen von Mäusen eingebracht.

Diese implantierten Rhodopsine sind lichtempfindlich. Über die Lichtstimulation steuern sie bestimmte Nervenzellen im Gehirn, und diese lichtaktiven Tunnelproteine reagieren konkret auf farbiges Licht, das über ein Glasfaserkabel eingestrahlt wird.

Deisseroth kann darüber das Verhalten der Tiere beeinflussen. Das Licht kann das Hungergefühl verändern oder die Alarmbereitschaft der Mäuse aktivieren.

Zudem konnten Neuronen an- und abgeschaltet werden, die Dopamin nutzen, und dadurch wurden Symptome von Parkinson gelindert.

Mit seiner Methode will Deisseroth neurologische Krankheiten wie Depression, Angststörungen und Parkinson analysieren und neue Therapieformen entwickeln. Seine sonstigen angewandten Methoden liefern außerdem weltweit anerkannte Diagnosemethoden zu Themen wie Motivation, Aggressivität und Suchtverhalten.

2.4 Charakter und Gehirnstruktur – Ein Interview mit Neurowissenschaftlern

Bestimmen unsere Gene den Charakter – ist unsere Persönlichkeit womöglich im Gehirn chiffriert? Bestimmt das Denken unser Fühlen oder ist es umgekehrt? Wird die Seele im Hirnscan sichtbar? Die Hirnforscher Gerhardt Roth und

Nicole Strüber berichten Frappierendes über das Ich-Gefühl und den Zusammenhang zwischen der Anatomie des Gehirns und des Geistes im Gespräch mit Marianna Lieder unter der Schlagzeile „Wie das Gehirn die Seele macht im Wirbel der Neuronen" [3].

Laut Prof. Roth kann man zum Beispiel auf einem MRT-Scan des Gehirns mit hoher Wahrscheinlichkeit erkennen, ob ein abstinenter Raucher wieder mit dem Rauchen anfangen wird. Zeige man einem Raucher ein Foto von Zigaretten, werde dessen Suchtzentrum, der Nukleus accumbens, regelrecht aktiviert. Auch andere Suchtformen lassen dies bei einer kurzfristigen Abstinenz erkennen.

Eine noch spannendere Frage richtet sich darauf, ob die Seele vom Gehirn erzeugt wird und ob man sie sichtbar machen kann. Roth beschreibt, wie deutlich man inzwischen durch EEG-Messungen eine bewusste Wahrnehmung beobachten kann. Neurochemische und elektrophysiologische Prozesse weisen sogar das Zusammenspiel nach, das wir unter „Seele", „Psyche" und „Geist" verstehen. Man könnte dies fast als „Hirnscan der Seele" bezeichnen.

Frau Prof. Strüber ergänzt, dass man in den 70er Jahren die Umwelt für den entscheidenden Faktor seelischer Prägungen hielt, bald darauf hieß es, alles liege in den Genen. Tatsächlich ist es komplexer. Heute weiß man, dass Umwelteinflüsse sich sehr zeitnah auf die DNA-Sequenzen auswirken können, was zwar nicht direkt die Genetik verändert, aber den so genannten Expressionsapparat der Persönlichkeit. Bei einem Menschen, der eigentlich die Erbvoraussetzung für eine ausgeglichene Persönlichkeit mitbringt, kann durch eine Traumatisierung eine Schädigung der DNA-Sequenzen entstehen, die sich sogar weitervererben kann. Überlebt eine

Frau beispielsweise ein Gewaltverbrechen oder eine Katastrophe wie den Terrorakt auf die New Yorker Twin Towers, so kann sich die Neigung zu psychischen Problemen bei einem Kind zeigen, das sie zur Welt bringt.

Dennoch bedeutet das nicht, dass man bereits vor der Geburt genetisch auf psychische Erkrankungen programmiert ist. Letztlich entscheidet die frühkindliche Sozialisierung darüber, ob eine genetische Vorbelastung zum Problem werden kann.

Strüber illustriert das durch ein skurriles Beispiel: Ein Kollege von ihr, ebenfalls Neurowissenschaftler, beschäftigte sich vorzugsweise mit den Gehirnen psychopathischer Krimineller, also von Gewaltverbrechern jeder Art. Auf seinem Schreibtisch fand sich auch ein Hirnscan eines Musterbild-Psychopathen. Doch bei genauerem Hinschauen realisierte er, dass es sich hier um seinen eigenen Hirnscan handelte. Er war entsetzt. Daraufhin erforschte er seinen Stammbaum, was erst recht keinen Anlass zur Heiterkeit gab. Es fanden sich unter seinen Vorfahren etliche, teils sehr grausame Mörder. Auf Nachfrage bei seinen Kollegen bestätigten ihm diese, dass er selbst auch über sozial sehr unerfreuliche Eigenschaften verfüge; er besitze kaum Einfühlungsvermögen, erscheine recht rücksichtslos und angstfrei – einige der typischen Voraussetzungen eines Gewaltverbrechers. Dennoch ist dieser Neurowissenschaftler nie straffällig geworden. Trotz der problematischen Veranlagung hat er sich nicht zum kriminellen Psychopathen entwickelt, sondern „nur" zur einem emotionsarmen Wissenschaftler – ironischerweise jedoch mit dem Interesse ausgestattet, pathologische Kriminalität zu erforschen.

Aber woran liegt es, dass jemand mit dieser Disposition keine krankhaften Verbrechen begeht? Laut Strüber schützt die ausreichende Zuwendung, die jemand als Kleinkind erfahren hat, vor dem Ausbruch der psychopathischen Neigung. Bleibt diese Zuwendung aus, kann das heikel enden, denn unser Denken, Fühlen und Handeln wird durch genetische Prägung stark beeinflusst.

Dabei reduzieren die Neurowissenschaftler den „Geist" nicht auf Gehirnprozesse. Demnach produziert das Gehirn zwar eine psychische Welt, inklusive Ich-Bewusstsein und gezielter Aufmerksamkeit. Das heißt, dass bestimmte mentale Aktivitäten, bei denen wir die Konzentration auf bestimmte Inhalte fokussieren oder indem wir beispielsweise meditieren, das neuronale Netzwerk verändern. Auch dies ist mit zuverlässigen wissenschaftlichen Methoden messbar und nachweisbar. Somit kann man sein Gehirn, seine Psyche und seinen Geist in gewissem Maß selbst plastisch gestalten. Im Grunde genommen modelliert jede geistige und emotionale Befindlichkeit seit frühester Kindheit die Gehirnstruktur minimal und auf subtile Art.

Auf die Frage, ob bei einer Rekonstruktion des Gehirns nach dem Tod auch das Ich wieder auftauchen würde, reagiert Roth allerdings skeptisch. Selbst bei einem korrekt rekonstruierten Doppelgänger wäre das Ich nicht identisch mit dem Ich des Vorgängers. Dazu sei angemerkt, dass Neurowissenschaftler, Philosophen und spirituelle Größen nach wie vor forschen und rätseln, was das konstante Ich-Bewusstsein einer Person überhaupt ist; über Spekulationen geht das bislang nicht sonderlich weit hinaus.

Neurowissenschaftliche Erkenntnisse oben genannter Art erweisen sich nach Einschätzung von Professor

Roth eher im Kontext eines psychiatrischen Gutachtens als nützlich.

Hochinteressant ist der bislang weitgehend unbeachtete Faktor, den Strüber ergänzt, nämlich dass in der Psychiatrie und Psychotherapie der Erfolg kognitiver Therapiemethoden weniger auf die therapeutische Methodik als auf die positive emotionale Verbindung zwischen Therapeut und Klient zurückzuführen sei. Demzufolge wäre es vor allem das durch die buchstäblich gute Chemie zwischen Therapeut und Klient erzeugte Bindungs- und Harmoniehormon Oxytozin, welches den Heilungserfolg mit sich bringt [4].

2.5 Innere Leere?

So weit, so erstaunlich!

Hier noch ein weiteres Kuriosum – für Sie direkt und empirisch nachvollziehbar und dabei gleichermaßen verblüffend: die Eigenwahrnehmung des Gehirns und Bewusstseins.

Wenn man sich die hochenergetische Komplexität und Aktivität des Gehirns vergegenwärtigt, wäre es nicht weiter verwunderlich, wenn es in unserem Kopf summen und vibrieren würde und sich der Innenraum des Kopfes schwer, dicht und zum Platzen voll anfühlen würde.

Doch spüren Sie einmal in Ihren Kopf hinein.

Was nehmen Sie wahr, wenn Sie sich mit geschlossenen Augen einige Sekunden auf den Innenraum zwischen den Ohren und zwischen Stirn und Hinterkopf konzentrieren?

Nichts? An keiner Stelle etwas Dichtes und Materielles, so wie man zum Beispiel den eigenen Magen erspüren kann?

Stattdessen leerer und dunkler weiter Raum? Allenfalls wache Bewusstheit?

Das Gehirn hat zahllose brillante und überraschende Fähigkeiten, doch wenn es sich selbst wahrzunehmen versucht, entdeckt es nur leeren Raum. Statt der Anwesenheit seiner selbst nimmt es erstaunlicherweise eher die Abwesenheit seiner selbst wahr. Seltsam eigentlich, oder?

3

Ein Blick ins Gehirn

Bekanntlich besteht unser Gehirn aus zwei Gehirnhälften, die mittels eines zentralen Balkens miteinander kommunizieren. Dabei herrscht eine weitgehende Arbeitsteilung zwischen den Hälften. Vereinfacht sieht das etwa so aus, wie in Abb. 3.1 dargestellt.

Die linke Hälfte ist stärker auf Sprache und Logik spezialisiert, während die rechte tendenziell eher für Gefühle und Affekte zuständig ist. Dabei sind die Hirnhälften über Kreuz mit dem Körper verbunden, beispielsweise ist die linke Hand sensomotorisch mit der rechten Hirnhälfte verbunden und umgekehrt. Hier eine Auswahl der besonders wichtigen Hirnareale, die Sie in Abb. 3.2 dargestellt finden:

© Springer-Verlag GmbH Deutschland, ein Teil von
Springer Nature 2019
G. Rossbach, *Glücksorgan Gehirn,*
https://doi.org/10.1007/978-3-662-57729-5_3

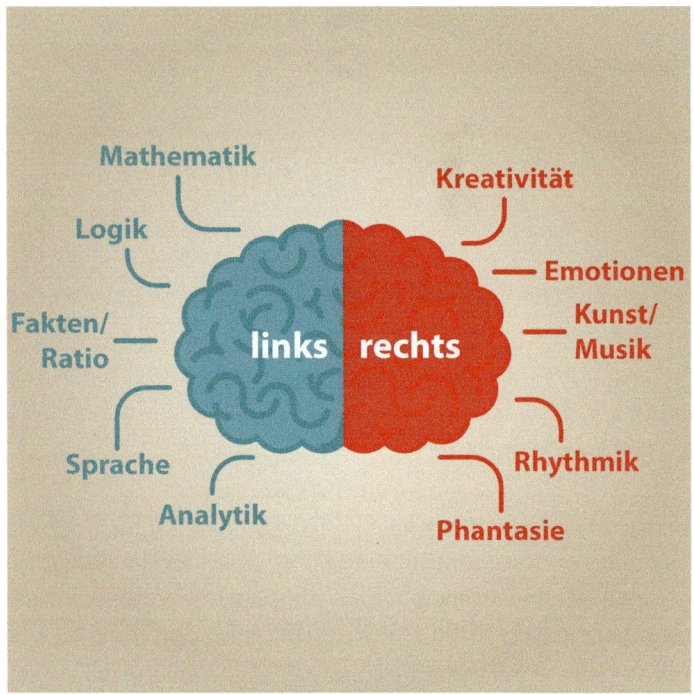

Abb. 3.1   © baluchis/stock.adobe.com

Großhirn Das Großhirn (Telencephalon bzw. Endhirn) ist der größte und am höchsten entwickelte Teil des Gehirns. Hier sind die Zentren für das Sehen und Sprechen angesiedelt, und auch das Denken gehört zu den wesentlichen Funktionen des Großhirns. Es ist unter anderem zuständig für die Funktionen Intelligenz und Sprache oder für die Verarbeitung visueller Reize. Es teilt sich in eine rechte und linke Hirnhälfte, die mit dem Balken verbunden sind.

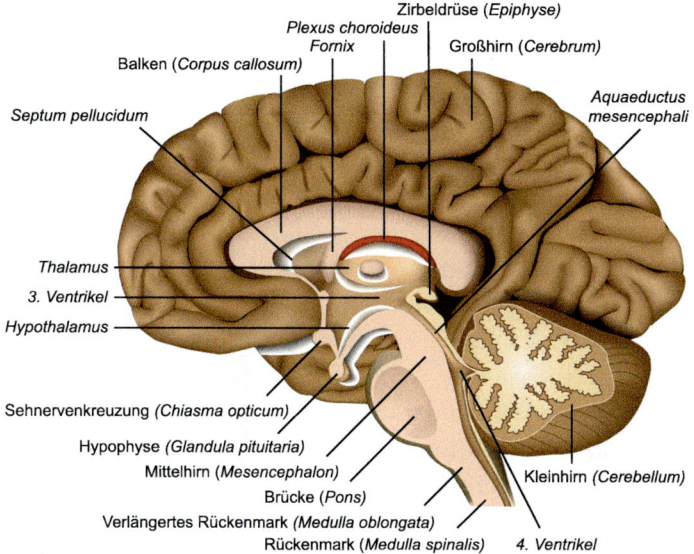

Zirbeldrüse (*Epiphyse*)

Plexus choroideus
Fornix

Balken (*Corpus callosum*)

Großhirn (*Cerebrum*)

Septum pellucidum

Aquaeductus mesencephali

Thalamus

3. Ventrikel

Hypothalamus

Sehnervenkreuzung (*Chiasma opticum*)

Hypophyse (*Glandula pituitaria*)

Mittelhirn (*Mesencephalon*)

Brücke (*Pons*)

Verlängertes Rückenmark (*Medulla oblongata*)

Rückenmark (*Medulla spinalis*)

Kleinhirn (*Cerebellum*)

4. Ventrikel

Abb. 3.2 Das menschliche Gehirn und seine Regionen (© bilder-zwerg/stock.adobe.com)

Kleinhirn Das Kleinhirn (Cerebellum) steuert in erster Linie alle Bewegungsabläufe, es ist also hauptsächlich für die Koordination des Körpers zuständig.

Mittelhirn Es regelt unter anderem die Augenbewegung. Reize vom Großhirn werden an die Nervenzellen im Rückenmark weitergeleitet, die für die Motorik zuständig sind. Signale, die über die Augen und Ohren aufgenommen werden, laufen auf ihrem Weg zum Großhirn über das Mittelhirn. Als Teil des limbischen Systems spielt das Mesencephalon auch eine Rolle bei der Schmerzwahrnehmung und -empfindung.

Stammhirn Das Stammhirn ist der Teil des Gehirns, der zwischen Großhirn und Rückenmark liegt. Es unterteilt sich in Hypothalamus, Thalamus, Brücke und verlängertes Rückenmark. Instinktreaktionen oder Reflexe wie das Gähnen, Atmung und Herzschlag werden im Stammhirn gesteuert.

Zwischenhirn An das Stammhirn schließt sich das Zwischenhirn (Diencephalon) an. Hier hat der Thalamus seinen Sitz. Er filtert Sinneseindrücke und leitet sie ins Bewusstsein weiter. Auch der Hypothalamus befindet sich hier. Er steuert den Schlaf-Wach-Rhythmus, Hunger und Durst, beeinflusst die Schilddrüsenfunktion und verarbeitet das Schmerz- und Temperaturempfinden. Etliche weitere Botenstoffe werden vom Hypothalamus in Umlauf gebracht, und dabei spielt auch die Hypophyse eine wichtige Rolle. Diese liegt unterhalb des Hypothalamus, sie produziert und steuert vor allem die Sexualhormone und reguliert zum Beispiel den Milchfluss stillender Mütter.

Hippocampus Der Hippocampus ist eine Schlüsselstelle für das Lernen. In ihm fließen Informationen verschiedener sensorischer Systeme zusammen. Diese Informationen werden verarbeitet und zum Kortex – der Hirnrinde – zurückgesandt. Als Pforte kann er Informationen durchlassen oder blockieren. Das hängt jeweils vom Status der Motivation ab, denn wenn wiederholter oder langweiliger Input eintrifft, erfolgt wenig Weiterleitung. Doch das, was die Persönlichkeit interessant, wichtig, vergnüglich oder erstaunlich findet, erhält Einlass.

Amygdala Eine zentrale Schaltstelle im Gehirn ist die Amygdala, auch Mandelkern genannt, da sie aus zwei kleinen mandelförmigen Teilen besteht. Hier wird in Millisekundengeschwindigkeit entschieden, ob ein Reiz für den Organismus schädlich oder von Vorteil ist. Registrieren die Sinnesorgane Gefahr, schüttet die Amygdala verstärkt Neurotransmitter aus. Diese Signale werden an die vegetativen Zentren im Stammhirn weitergeleitet. Von dort aus werden alle Organe der Alarmsituation angepasst. Die Amygdala produziert aber unter anderem gerade Neurotransmitter der unangenehmen Art, zum Beispiel der Ängstlichkeit oder der Niedergeschlagenheit. Ist die Amygdala in dieser Form aktiviert, begünstigt sie einen eingeengten kognitiven Stil, der darauf aus ist, die Ursachen der Angst zu meiden. Kreativität und freies Denken sind behindert, Lernvorgänge sind erschwert.

Nucleus accumbens – Fluch und Segen! Dieses Areal ist sicherlich von großem Interesse für uns, denn es ist vor allem unser Belohnungszentrum im Gehirn, das uns berauschen kann durch die Veranlassung der Produktion einer hohen Glücksdosis Dopamin und weiterer euphorisierender Neurotransmittern.

Der Nucleus accumbens wird dem mesolimbischen System zugeordnet. Dort werden äußere Reize, die positive Gefühle bewirken, identifiziert und belohnt. Alles, was wir gerne tun oder gerne konsumieren, wird in diesem Areal als reizvoll fixiert, ganz gleich ob es sich um Sport, Essen, Alkoholkonsum, Shopping, Glücksspiel, Abenteuer, Sex, Geselligkeit oder Meditation handelt. In dieser Hirnregion werden auch unsere Reaktionen auf die äußeren Reize, also auf die aktuelle Situation, geplant und durchgeführt. Solche Reize können sich aber nicht nur auf erlebte Ereignisse beziehen, sondern auch durch Einnahme von Drogen ausgelöst werden. Viele euphorisierende Drogen wirken durch direkte oder indirekte Beeinflussung dieses Hirnareals – zum Beispiel Amphetamin, Kokain, Opiate, Tetrahydrocannabinol (Cannabis) oder Ketamin. Deshalb gilt der Nucleus accumbus als Hirnareal, das bei der Suchtentstehung eine wichtige Rolle spielt.

Beeinträchtigungen des Nucleus accumbens können genetisch bedingt sein oder durch Gehirnblutungen, Entzündungen oder Unfallverletzungen verursacht werden. In jedem Fall sind solche Störungen dramatisch in der Auswirkung. Durch den Nucleus accumbens kann der Dopaminrezeptor vom Typ D2 sämtliche Formen der Schizophrenie erzeugen und beeinflussen. Eine Dysfunktion des Nucleus accumbens kann sich äußerst negativ auf die Funktion unseres Belohnungssystems auswirken, bis hin zu Depressionen. Auch die bipolare affektive Störung ist durch ein gestörtes Erleben der Emotionen gekennzeichnet, bei dem die Erkrankten einem extremen Wechselspiel positiver und negativer Emotionen ausgeliefert sind. Die Regulation der Gefühle durch den Nucleus accumbens ist in einem solchen Fall gestört, was auch dazu führen kann, dass eine klassische Konditionierung unmöglich ist [5].

Precuneus – Zentrum des Ich? Dieses noch höchst mysteriöse Hirnareal steht in Zusammenhang mit falscher bis fehlender Selbstwahrnehmung im negativen Modus, also bei fehlender neuronaler Aktivität, und mit starker, klarer Selbstbewusstheit im positiven und aktiven neuronalen Modus der Hirnzellen. Möglicherweise lässt sich hier sogar das Ich orten, das zumindest legen empirische Studien nahe. In Kap. 5 und Kap. 17 finden Sie Erstaunliches über diesen wichtigen Bereich in Ihrem oberen Hinterkopf, beziehungsweise im hinteren Scheitelbereich.

4

Gehirn und Bewusstsein

Hier finden alle an der Forschung zu Gehirn und Bewusstsein Interessierten kurz und knapp ein paar wissenschaftliche und historische Fakten.

In der Vergangenheit war Bewusstsein ein Mysterium, und es gab im Lauf der vergangenen Jahrhunderte allerlei wüste Spekulationen darüber.

Erste ernstzunehmende Forschungsergebnisse gab es **1924,** als es dem Jenaer Psychiater Hans Berger gelang, menschliche Hirnströme erstmals mittels Elektroenzephalographie (EEG) aufzuzeichnen. Dadurch wurde eine elektrophysiologische Untersuchung unterschiedlicher Geisteszustände möglich.

Im Jahr **1949** stellte der kanadische Psychologe Donald Hebb seine Theorie der neuronalen „Assemblies" vor. Das bezeichnet die Kopplung von Nervenzellen mit einer gemeinsamen Funktion. Dies war wegweisend für die

© Springer-Verlag GmbH Deutschland, ein Teil von Springer Nature 2019
G. Rossbach, *Glücksorgan Gehirn,*
https://doi.org/10.1007/978-3-662-57729-5_4

Erforschung neuronaler Netzwerke, die Gedächtnis und Wahrnehmung ermöglichen.

1965 veröffentlichten die amerikanischen Neurowissenschaftler Michael Gazzaniga, Joseph Bogen und Roger Sperry Untersuchungen an Epilepsiepatienten, bei denen das Faserbündel zwischen den Hirnhälften, der Balken, durchtrennt wurde. Daraufhin wurde eine Spaltung des bewussten Selbst beobachtet.

Der kalifornische Neurowissenschaftler Benjamin Libet dokumentierte **1982** durch EEG-Untersuchungen, dass das Gehirn eine Entscheidung vorbereitet, bevor diese uns bewusst wird (!).

Mittlerweile geht man davon aus, dass Bewusstsein nicht in einem einzelnen Hirnbereich zu lokalisieren ist, sondern durch das dynamische Zusammenwirken der Hirnregionen entsteht. Inzwischen kennen wir Struktur und Arbeitsweise der Hirnbereiche, die für Wachheit, sensorische Verarbeitung, Aufmerksamkeit, Gedächtnis und Emotionen zuständig sind. Noch wenig verstanden ist allerdings, wie diese Teilfunktionen ineinander greifen, so dass daraus Bewusstsein entsteht.

Doch ohne eine koordinierende und übergeordnete Instanz wären sowohl beim Menschen als auch beim Tier nur ein wilder bunter Salat aus Sinneseindrücken und Empfindungen vorhanden. Wo und wie wird also das Bombardement an Sinneseindrücken selektiert, gefiltert und bewertet? Wo und wie werden diese Unmengen an Daten interpretiert und zu Aktionsimpulsen verarbeitet (Abb. 4.1)?

Der amerikanische Psychologe Bernard Baars erklärte **1988** das Gehirnbewusstsein zum „globalen Arbeitsraum",

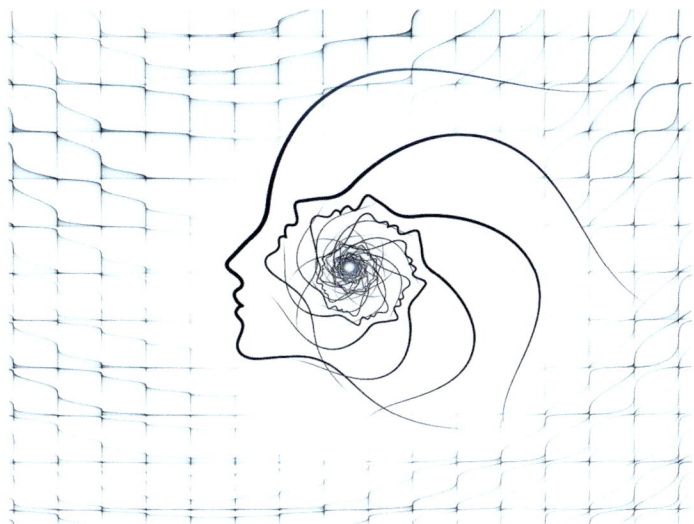

Abb. 4.1 © agsandrew/stock.adobe.com

der als virtueller Raum durch die Verschaltung zwischen unterschiedlichen Hirnarealen entsteht. Demnach würde Bewusstsein nicht in einem bestimmten Hirnareal erzeugt, sondern entstünde – als virtueller Raum – durch die Kommunikation der Hirnregionen miteinander. Fällt diese Synchronisation allerdings abnorm stark oder zu unspezifisch aus, stürzt der Arbeitsraum in sich zusammen und das Bewusstsein koordiniert nicht mehr, es schwindet – wie im Tiefschlaf oder unter Narkose.

Und wie entstehen diese Kopplungen, die höchst flexibel sein müssen, über entfernte Hirnareale hinweg? Dafür ist demnach die Synchronisation der Nervenzellaktivität entscheidend.

1989 entdeckte die Studiengruppe von Wolf Singer am Frankfurter Max-Planck-Institut für Hirnforschung dazu kurzfristige, synchrone oszillatorische Gamma-Aktivität. Durch die Synchronisation dieser Wellen können Wahrnehmungen zu einem ganzheitlichen Eindruck zusammengefügt werden.

Dank neuer Methoden wie der Neurobildgebung rückt das Thema Bewusstsein seit den **1990**er Jahren besonders in den Vordergrund. Zu dieser Zeit nahm der Molekularbiologe und Nobelpreisträger Francis Crick (1916–2004) zusammen mit dem Neuroinformatiker Christof Koch die naturwissenschaftliche Erforschung des Bewusstseins in den Fokus.

1993 bewiesen Hannu Tiitinen und seine Kollegen einer finnischen Arbeitsgruppe erstmals, dass gesteigerte Aufmerksamkeit mit einer Verstärkung neuronaler Gamma-Oszillationen einhergeht.

Marcus Raichle und seine Kollegen der Washington University wiesen **2001** mittels Bildgebung nach, dass bei gedanklichem Nichtstun ein „ Ruhenetzwerk", ein „default mode network", im Gehirn aktiv ist. Dieses halten die Forscher für die Basis von Bewusstsein.

Andreas K. Engel, Professor für Neurophysiologie am Uniklinikum Hamburg-Eppendorf, Jörg Hipp und Markus Siegel beschäftigten sich ebenfalls mit der Rolle von neuronalen Netzwerken bei Wahrnehmung, Aufmerksamkeit und Bewusstsein. **2011** fanden sie unter anderem heraus, dass die etwas langsameren Beta-Oszillationen offenbar auch von großer Bedeutung für die Selektion von Informationen sind.

Bis heute sind übrigens die oben genannten Gamma-Oszillationen noch wenig dechiffriert. Bei schizophrenen Patienten konnte ein Mangel an synchroner Gamma-Aktivität beobachtet werden, der für negative Symptome verantwortlich gemacht wird. Umgekehrt wurde bei Epileptikern eine partielle erhöhte Gamma-Aktivität im EEG registriert, was die Erregbarkeit des Kortex widerzuspiegeln scheint. Befinden sich jedoch große Hirnareale in einer Synchronisation von Gamma-Oszillationen, wird ein „allumfassendes" Glücksgefühl erlebt, dies wurde bei Meditierenden beobachtet.

„Cogito ergo sum", formulierte Rene Descartes **1641**. „Ich denke, also bin ich." Viele berufen sich heute noch auf diesen historischen Satz. Aber wenn man ihn genauer untersucht, müsste es dann nicht eher lauten: „Ich bin (Bewusstsein), also denke ich" – sum ergo cogito?

Und wer bin ich überhaupt nachts? Ich träume, also bin ich – oder nicht? Was ist das für ein Ich, das da träumt? Was geschieht im Tiefschlaf im Gehirn mit dem Bewusstsein? Wohin verschwindet es? Nur Klarträumer, so genannte luzide Träumer, sind im Traum selbst-bewusst.

Bei allen Beobachtungen und Schlussfolgerungen entzieht sich das Phänomen Geist und Bewusstsein nach wie vor einer konkreten und naturwissenschaftlichen Analyse.

Bewusstsein ist und bleibt ein Faszinosum. Was Bewusstsein genau ist und wie es entsteht, wird also Forschungsgegenstand bleiben dürfen – und lässt dem Wissenschaftler ebenso wie dem Mystiker weiterhin ausreichend Raum für eigene Thesen.

5

Neugierig auf sich selbst – das Gehirn

Sie lesen diese Worte? Folglich besteht an der Existenz Ihres Bewusstseins kein Zweifel.

Auf jeden Fall scheint sich Ihr Gehirn für sich selbst zu interessieren, daher liest es diesen Text. Unwillkürlich fragt man sich: Wer beschließt eigentlich die Lektüre dieses Textes? Mein Gehirn? Mein Ich? Oder mein Geist?

Steuert mein Ich das Gehirn oder wird es vom Gehirn erzeugt? Welche Rolle spielt mein Geist? Oder ist das alles eins, Ich-Geist-Verstand-Bewusstsein, verstrickt in komplexen Wechselwirkungen?

Spannende Fragen. Gehirnforscher beißen sich nach wie vor auch in aktuellen Studien daran die Zähne aus und tendieren dazu, das Ich als Konglomerat der Billionen bioelektrischer Impulse im Gehirn zu definieren, eine nicht unumstrittene These. Bleibt es eine Glaubensfrage,

© Springer-Verlag GmbH Deutschland, ein Teil von Springer Nature 2019
G. Rossbach, *Glücksorgan Gehirn*,
https://doi.org/10.1007/978-3-662-57729-5_5

ob der Geist das Gehirn erschaffen hat oder das Gehirn den Geist?

Was das Bewusstsein genau ist und wie es mit dem Gehirn zusammenhängt, bleibt umstritten. Unbestritten jedoch ist, dass das Gehirn (oder das Bewusstsein?) neugierig auf sich selbst ist. Mit diesem neugierigen Forschungsdrang untersuchen intelligente Gehirne die Funktionen anderer Gehirne mittels EEGs und Magnetresonanztomographen und durch psychologische Studien.

5.1   Untersuchungsobjekt „Bewusstsein"

Das uns seit Ewigkeiten faszinierende Rätsel des „Ich" treibt auch den Forscher Steven Laureys um. Er ist belgischer Professor der Neurologie, und unter anderem Vorsitzender der World Federation of Disorders of Consciousness Research. Von sich selbst sagt er, er sei Atheist und glaube weder an Gott noch an Wiedergeburt. Er glaube einzig an die Wissenschaft, betont aber: „Wir dürfen nicht arrogant sein. Niemand versteht wirklich das Bewusstsein." Schließlich ist es ein erstaunliches Phänomen: Das Bewusstsein des Menschen bewohnt einen Körper, es setzt Handlungen und Gedanken in Umlauf und kann sogar über sich selbst nachdenken. Laureys untersucht unter anderem Psychotiker und Komapatienten und versucht darüber herauszufinden, wie und wodurch unser Hirn die gewaltige Flut von Wahrnehmungseindrücken, Bedürfnissen, Instinkten, Körperempfindungen, Emotionen und

Erinnerungen zu einem stabilen Ich verbindet – und wann es daran scheitert.

Haben Sie sich schon einmal darüber gewundert, dass sich, obwohl Sie sich im Verlauf Ihres Lebens körperlich, seelisch und in Ihrer Befindlichkeit andauernd verändern, jeden Morgen beim Aufwachen Ihre Identität zuverlässig einstellt? Unterdessen befindet sich das Gehirn in einer permanenten Dynamik, es lernt, es integriert Erfahrungen, und dabei entstehen ständig neue neuronale Verbindungen, es ist eine Art Dauerbaustelle. Wie kann dabei ein einheitliches Selbst fortbestehen, das im Innersten nicht einmal altert, sondern immer als das gleiche Ich-Bewusstsein fortbesteht? Existiert im Gehirn ein robuster Identitätskern, der unser Leben lang unverändert bleibt? Wo befindet er sich, wodurch ist er entstanden?

Früher grübelten die Wissenschaftler, Philosophen und Gelehrten endlos über diesen Sachverhalt. Sokrates postulierte: „Erkenne dich selbst", während Albert Camus sagte: „Ich werde mir selbst immer fremd bleiben." So geht das Rätseln und Spekulieren seit Jahrhunderten. Neuerdings ist die Hirnforschung hinzu gelangt, um diesem Mysterium des Selbst-Bewusstseins endlich auf die Spur zu kommen. Und so geht die Wissenschaft mittlerweile neue Wege, sie studiert Neurosen und psychische Abweichungen, psychotische Bewusstseinszustände, Ich-Störungen oder den Zustand des Wachkomas, also alle möglichen Abweichungen unseres normalen Ich-Bewusstseins, um darüber das Bewusstsein zu analysieren (Abb. 5.1).

Auch der Mainzer Philosoph Thomas Metzinger hofft, dass wir genau darüber besser ergründen können, was es überhaupt bedeutet, bewusst jemand zu sein.

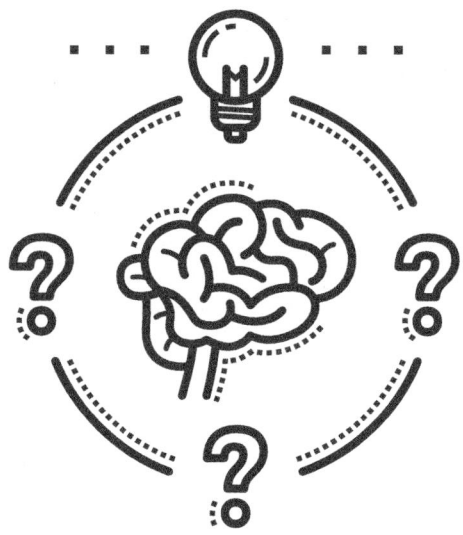

Abb. 5.1 © [M] VIGE.co/stock.adobe.com

Untersucht wird zum Beispiel die multiple Persönlichkeitsstörung. Dabei hält sich ein Mensch mal für die eine bestimmte Person, dann wieder für eine andere und vielleicht sogar noch für mehrere weitere Identitäten. „Wie viele bin ich?", mag sich der Betroffene in lichteren Momenten fragen. Befinden sich in dessen Hirn mehrere Ich-Zentren? Oder muss man Bewusst-Sein von persönlicher Identifikation separat analysieren?

„Mein Körper gehört mir. Oder auch nicht." Ebenfalls interessant für diese Art von Studien ist die Körper-Integritäts-Identitäts-Störung: Hier empfindet jemand einen Körperteil als fremd und störend, etwa einen eigenen Arm oder ein eigenes Bein. Es hat etliche Menschen gegeben, die absurderweise daran so gelitten haben, dass sie sich das irritierende Körperteil operativ entfernen ließen, im Extremfall also bis hin zur Beinamputation. Unvorstellbar für normal empfindende Menschen. Doch was bedeutet eine solche Störung und Fehlwahrnehmung? Wieso integriert das Ich in solchen Fällen nicht alle Teile des Körpers in die Selbstwahrnehmung? Doch es geht noch extremer: Die äußerste Ich-Störung ist das Cotard-Syndrom, dann ist eine Person der festen Überzeugung, nicht mehr am Leben zu sein. Eine psychische Anomalität, die 1880 zum ersten Mal vom französischen Arzt Jules Cotard dokumentiert wurde. Die Betroffenen scheinen sich für Untote, für Zombies zu halten.

Laureys Erklärungsmodell dazu basiert auf der Annahme, dass zwei unterschiedliche Netzwerke im Gehirn das menschliche Bewusstsein bilden. Das wäre zum einen das Netzwerk der Körperwahrnehmung und Sinnesinformation, daran ist auch der Thalamus beteiligt. Wie ein Überlebens- und Security-Netzwerk überprüft es ständig mittels aller Sinneswahrnehmungen, ob der Körper ungefährdet und schmerzfrei ist und in der Umgebung keine Gefahren drohen.

Das andere Netzwerk ist für die Innenschau zuständig. Es ermöglicht dem Menschen, vor sich hin zu phantasieren oder zu grübeln, Erinnerungen abzurufen oder Pläne zu schmieden.

Laureys verweist dabei auf ein Gehirnareal in der Hinterkopfmitte, beziehungsweise im hinteren Oberkopf, im Bereich des Scheitels, mit der Bezeichnung Precuneus. Das ist ein walnussgroßes Hirnareal, das während der Innenschau Aktivitätsmuster zeigt. Steckt das „Ich" womöglich im Precuneus, und werden von dort vielleicht auch die beiden Netzwerke koordiniert?

Abwechselnder Dienst kennzeichnet diese beiden Arten von Hirnaktivität. In einer Untersuchung gesunder Probanden fanden die Forscher heraus, dass sich das Netzwerk für innere Wahrnehmung und das Netzwerk für äußere und physische Wahrnehmung (der „Security-Dienst") im Ruhezustand normalerweise etwa alle 20 Sekunden abwechseln. Also 20 Sekunden Check der Körpersignale und der Außenweltinformation, dann wieder 20 Sekunden Kopfkino, geistige Arbeit oder Reflektion.

Steven Laureys und sein Team untersuchten aufgrund dieser Beobachtung den Precuneus eines Cotard-Patienten, der unter der dafür typischen wahnhaften Störung litt, nicht am Leben zu sein. In einem Positronen-Emissions-Tomographen wurde der Stoffwechsel der verschiedenen Hirnregionen gescannt. Das Gehirn des Patienten wies als Voraussetzung keinerlei organische Schäden oder Blutungen auf, wie beispielsweise bei Schlaganfallpatienten oder bei Unfallopfern. Man fand bei diesem Cotard-Patienten eine frappierend niedrigere Hirnaktivität als sonst üblich. Das Forscherteam war äußerst überrascht, dass die Stoffwechselrate im Gehirn dieses Patienten ganze 22 Prozent unter dem Normalwert lag, so niedrig wie im Schlaf. Sein Precuneus und einige angrenzende Hirnareale zeigten sogar eine um ganze 90 Prozent verminderte Aktivität, also beschränkt auf schlappe 10 Prozent der normalen Aktivität! Nur Patienten im Wachkoma weisen eine noch reduziertere Hirnaktivität auf. Der Hirnstoffwechsel und die Zellkommunikation des Cotard-Patienten schienen also in einer Art Stand-by-Modus zu ruhen [6].

Hirnforscher bringen den Precuneus und seine benachbarten Regionen schon länger mit dem bewussten Ich, dem Selbst-Bewusstsein in Verbindung. Der Hirnscan des Cotard-Patienten könnte diese Vermutung bestätigen – ohne aktivierte Innenschau kein klares Identitätsbewusstsein. Der Precuneus ist ein für uns überaus spannender Hirnbereich. In Kap. 17 erfahren Sie Weiteres über die Funktion des Precuneus für unsere Selbstwahrnehmung und unsere Selbst-Bewusstheit. Dort ist auch beschrieben, wie man den Precuneus stimulieren kann; drei führende Neurowissenschaftler haben in 2014 herausgefunden, dass Meditation die Anzahl der grauen Zellen in diesem Bereich signifikant erhöht.

Auf jeden Fall sind laut aktueller Hirnforschung für das gesunde Ich des normalen Menschen zumindest die Vernetzungen jener zwei Hirnregionen erforderlich, welche die Innenwahrnehmung mit der Außenwahrnehmung koordinieren.

Das urzeitliche, körperkontrollierende Netzwerk existiert seit Jahrhunderttausenden und findet sich auch bei Tieren. Es dient dem Überleben durch die Überwachung und Steuerung der Körperfunktionen und Sinnesorgane. Möglicherweise kann man es auch als unseren Instinkt bezeichnen; die Neurologen nennen es das minimale oder implizite Selbst. Das ist unser Ich im Hier und Jetzt, in unserer elementaren Selbst- und Umweltwahrnehmung.

Später entwickelte sich das zweite wichtige Netzwerk der Innenschau und machte uns wohl erst zum Homo sapiens. In diesem identifizierten selbst-bewussten Ich können wir reflektieren und planen, halten innere Monologe und beschreiben uns selbst die Welt. Hier wird vielleicht auch die Kontinuität des eigenen Selbst erzeugt, die sich aus der Vergangenheit in die Gegenwart und bis in die Zukunft hinein erstreckt.

Aber auch die Philosophen lassen nicht von Erklärungsmodellen ab.

Das Ich sei überhaupt nur eine Illusion, behauptet der Philosoph Julian Baggini. Das Gehirn fingiere einen „Ego-Trick", der darauf beruhe, ein Gefühl der Einheit und Einzigartigkeit zu erzeugen, obwohl es sich in einem Tumult chaotischer Erfahrungen, Emotionen und Sinneseindrücke befinde. Er geht von einem Gehirn ohne Kontrollzentrum aus, wobei das Gehirn trotzdem suggeriere, ein solches zu sein. Doch das Selbst sei dort nicht zu finden, schon gar nicht als ein einheitliches Ding. Eine These, die mehr Fragen aufwirft als beantwortet.

Der Philosoph Thomas Metzinger von der Universität Mainz hat eine sehr gewagte These des Selbst aufgestellt, die das Cotard-Syndrom und ebenso auch das Selbst-Bewusstsein eines gesunden Menschen erklären soll. Das Gehirn projiziere ein Bild von uns selbst, ein ganzheitliches Selbstmodell, mit sämtlichen Erfahrungen, Körperwahrnehmungen und einer Simulation der Welt. Das Gefühl des eigenen Daseins sei ein Teil dieser Simulation. Die erfahrbare Welt demnach quasi eine Cyber-Illusion? Zudem sei das Ich also kein festes Subjekt, sondern eher ein dynamischer Prozess.

So grübeln und forschen derzeit weltweit die Kompetentesten ihrer Branche über das Bewusstsein, über das Identitätsgefühl eines dennoch erstaunlich beständigen Ich.

5.2   Selbst-Erforschung in allen Disziplinen

Doch auch bestimmte kontemplative Methoden der Meditation haben die Bewusstseinserkundung zum Ziel. Es gibt eine ursprüngliche Meditationsform, die sich „Selbst-Erforschung" („Self-Inquiry" nach Ramana Maharshi) nennt. Diese Lehre basiert auf der uralten indischen Tradition der Upanishaden und der vedischen Schriften, welche das Transzendieren der Dualität vorsieht, verbunden mit dem Gewahrwerden des reinen, puren Bewusstseins, das uns beseelt. Dazu fokussiert sich das eigene Bewusstsein forschend, ruhig und neugierig auf sich selbst. Bewusstsein erkundet sich als Bewusstsein. Auch wenn dabei anfangs zahllose ablenkende Gedanken auftauchen, geht diese Fokussierung stets mit einer starken Wachheit, Bewusstheit und mit zunehmender Zentrierung des Individuums einher.

Aber was können die Wissenschaftler und Psychologen bei der Beschäftigung mit Bewusstseinsstörungen, psychotischem Wahn, Ich-Verlust, Wachkoma oder Schizophrenie im Umkehrschluss herausfinden? Bislang wohl nur das vage, undefinierbare und doch faszinierende Fazit, dass das Selbst alles Mögliche sein mag, nur keine Selbstverständlichkeit.

5.3   Ist Ihr Bewusstsein neugierig auf sich selbst?

„Was für eine Frage?!", scheint ihr Gehirn zu stutzen. Doch Ihr Gehirn ist definitiv neugierig auf sich selbst. Oder ist Ihr Ich neugierig auf sich selbst? Wo entspringt überhaupt diese Neugier? Weshalb untersucht und reflektiert das Ich sich selbst, seit Jahrtausenden?

Weshalb möchte unser Bewusstsein etwas über sich selbst erfahren? Vermag unser Bewusstsein sich selbst überhaupt zu erkennen?

In welcher Relation steht Intelligenz zu Bewusstsein?

Steht Spiritualität damit in Zusammenhang? Handelt es sich dabei um Sinnsuche oder um die Bemühung zur Selbsterkenntnis nach Sokrates: „Mensch, erkenne Dich selbst"?

Wie denken Sie darüber?

6

„Gehirndoping-Food" und gut geölte graue Zellen!

Genug der komplizierten Fragen, nun widmen wir uns ganz pragmatisch unserer Gehirnoptimierung. Und zwar mit einem wunderbaren Thema – denn es gibt kaum Schöneres, als etwas Leckeres zu essen – und ganz nebenbei glücklicher zu werden!

Und wenn wir es richtig anfangen, können wir uns sogar glücklich essen, ohne zuzunehmen. Dazu gehört die ganzheitliche Balance, denn wenn unsere Gehirnchemie uns glücklich macht, essen wir automatisch weniger – und gesünder.

Pralinen gegen Liebeskummer, ein Fünf-Gänge-Menü zur bestandenen Prüfung oder Austern beim romantischen Candle-Light-Dinner: Essen ist mehr als bloßes Hungerstillen. Vielmehr dient uns Nahrung als Trostmittel, Belohnung, Luxus, Zeitvertreib und einfach als Genuss.

© Springer-Verlag GmbH Deutschland, ein Teil von
Springer Nature 2019
G. Rossbach, *Glücksorgan Gehirn*,
https://doi.org/10.1007/978-3-662-57729-5_6

Nicht von ungefähr haben laut Studien 72 Prozent aller Menschen in depressiven Phasen Lust auf Schokolade, Eiscreme & Co., während Steak, Fisch und Gemüse in solchen Phasen nur von 26 Prozent begehrt werden.

Das Verarbeiten von Gefühlen durchs Essen wird bereits in frühester Kindheit gelernt. Süßigkeiten werden als Belohnung für die gute Schularbeit oder als Trost bei einem aufgeschrammten Knie eingesetzt. Was wir unter dem Eindruck bestimmter Stimmungen essen, beeinflusst über die Chemie des Gehirns unsere Gemütslage.

Mit einigen Lebensmitteln können wir tatsächlich unsere Zufriedenheit „dopen", sie heben erwiesenermaßen unsere Stimmung. So vermag nicht nur die vielgeliebte Schokolade die Laune zu bessern. Ebenso können Nudeln, Bananen und Fisch unsere Stimmungslage positiv beeinflussen.

Das Gehirn ist sowieso ein Energiefresser. Gerade einmal 2 Prozent des Körpergewichts schwer, beansprucht es rund 20 Prozent der gesamten Kalorienenergie, die der Körper täglich verbraucht. Daher muss das Gehirn nicht nur ständig mit Sauerstoff, sondern auch mit Glukose versorgt werden. Denn auf die Leistungsfähigkeit des Gehirns zeigt die Art der Nahrung deutliche Auswirkungen. Diverse Käsesorten zum Beispiel verbessern durch die Aminosäuren die Konzentrationsfähigkeit und Informationsweitergabe. Nüsse machen reaktionsschnell, Spinat und anderes grünes Gemüse schützen vor Stressempfinden.

6.1   Gehirndoping Nummer 1 – Omega-3-Fettsäuren ölen die grauen Zellen

Unangefochtene Spitzenreiter der Hirnnahrung sind auf jeden Fall die richtigen Fettsäuren! „Gut geölte graue Zellen" ermöglichen uns also das beste Gehirndoping.

Mit gesunden Ölen kann man sogar die Neurogenese fördern, das heißt, dass sich neue Gehirnzellen bilden (Abb. 6.1). Als besonders vielversprechend haben sich hier die Omega-3-Fettsäuren (zum Beispiel in kaltgepresstem Leinöl) erwiesen.

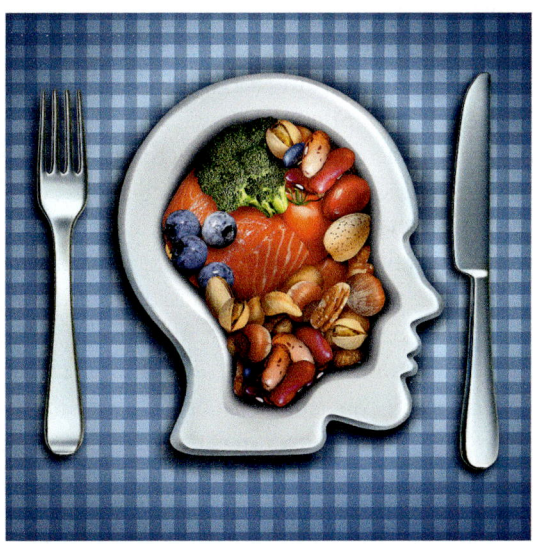

Abb. 6.1   © freshidea/stock.adobe.com

Und nicht nur das – Nüsse machen vergnügt! Wer mindestens einmal pro Woche Nüsse isst, senkt sein Depressionsrisiko um ein Fünftel – andere Faktoren wie Alter, Geschlecht, Bildungsniveau und Sport herausgerechnet. Das ergab eine Studie mit mehr als 13.000 Teilnehmern in China [7].

Auch die Neurowissenschaftlerin Agnes Flöel wies mit ihrem Team nach, dass Omega-3-Fettsäuren die Hirnleistung gesunder älterer Menschen steigern. Die Teilnehmer nahmen 6 Monate lang Omega-3-Fettsäuren in Form von Kapseln ein und schnitten unter anderem in ihrer Gedächtnisleistung besser als die Kontrollgruppe ab. Schon nach dieser kurzen Zeit war die Struktur der weißen Hirnsubstanz intakter, was Hirnscans nachwiesen. Diese langen Nervenfasern verbinden die verschiedenen Hirnteile miteinander. Eine weitere Bedingung war für diese Verbesserung allerdings erforderlich – ein leichtes und altersgemäßes Sporttraining ließ die Omega-3-Fettsäuren ihre volle positive Wirkung entfalten.

Wir haben tatsächlich ein fettes Gehirn! Genau darauf basiert der große Einfluss der gesunden Fettsäuren auf Gehirn und Psyche. Rechnet man nämlich den Wassergehalt heraus, besteht das Gehirn zu 60 Prozent seiner Masse aus Fett, darunter zu einem großen Teil Eicosapentaensäure (EPA) und Docosahexaensäure (DHA). Damit neue Zellen entstehen können, muss eine ausreichende Versorgung mit diesen Fettsäuren gewährleistet sein. Deshalb führen wir dem Gehirn bestes Kraftfutter zu, wenn wir hochwertige Öle zu uns nehmen, insbesondere langkettige mehrfach ungesättigte Omega-3-Fettsäuren, die zahlreichen Studien zufolge das Nervenzellwachstum im

Hippocampus von Nagetieren anregten. Im Gehirn werden die Omega-3-Fettsäuren in hormonartige Botenstoffe transformiert, unter anderem in Eicosanoide, die den Austausch zwischen den Nervenzellen fördern. Eine Unterversorgung kann im schlimmsten Fall zu geistigen und psychischen Störungen führen, sogar Lernstörungen und ADHS bei Kindern können unter anderem durch einen solchen Mangel auftreten.

Auch bei depressiven Menschen wurde häufig ein Mangel an Omega-3-Fettsäuren festgestellt. Teilweise konnte bei beiden Symptomgruppen über die Aufnahme von gesunden Fettsäuren hier ein heilsamer Ausgleich geschaffen werden. Überraschenderweise linderte die Einnahme von Eicosapentaensäure-Präparaten über 2 Monate bei Depressionspatienten die Symptome genauso gut wie das herkömmliche Antidepressivum Fluoxetin (Arbeitsgruppe von Mehdi Tehrani-Doost von der Universität Teheran 2008) [7].

Darüber hinaus haben diese Öle eine positive Wirkung auf unser Immunsystem, unser Aussehen und unsere Stimmung.

Doch der Einfluss auf unser Verhalten, auf Lernbereitschaft, Intelligenz und Konzentrationsfähigkeit ist besonders bemerkenswert. Ausgezeichnete Lieferanten für diese guten Fettsäuren sind neben Nüssen auch Räucherlachs und ganz besonders kaltgepresstes Leinöl. Zudem alle Sorte Nüsse und Sardellen, Makrele, Hering, Aal und Thunfisch sowie mageres Fleisch von Tieren aus Weidehaltung. Bitte berücksichtigen Sie, dass die mehrfach ungesättigten Fette hitzeempfindlich sind! Schon bei mäßiger und kurzer Hitzeeinwirkung wandeln sich die wunderbaren Omega-3-Fettsäuren leider in gesättigte Fette um. Daher liefert Räucherlachs eine wesentlich bessere Quelle für Omega-3-Fettsäuren als gebratener Lachs, das gleiche gilt natürlich für alle Lebensmittel, die Omega-3-Fettsäuren in einer nicht vorher erhitzten Form enthalten. Aus diesem Grund sind kaltgepresstes Leinöl oder Nüsse besonders empfehlenswert, hier nehmen Sie die gesunden Öle in reiner Form zu sich. Wer mag, kann ein- oder zweimal täglich einen Teelöffel Leinöl pur schlucken oder in Müsli einrühren oder als Salatöl verwenden, um seinem Körper eine hohe Dosis der wirkungsvollen Omega-3-Fettsäuren zu gönnen.

6.2 Polyphenole und Flavonoide machen klug

Die hervorragende Nachricht zum Thema Ernährung lautet: Intelligenz ist – wenn auch leider nur in gewissem Maß – essbar! Das Wachstum der Hirnzellen wird nämlich durch Polyphenole über den Umweg verschiedener körpereigener Botenstoffe stimuliert. Die Forschergruppe von Kenji Okajima von der japanischen Universität Nagoya fand 2011 heraus, dass vor allem die Einnahme von Resveratrol, das einen hohen Gehalt von Polyphenolen aufweist, bei Mäusen zu einer erhöhten Ausschüttung des Wachstumsfaktors IGF im Hippocampus führt und somit das Zellwachstum anregt.

Resveratrol findet sich in hoher Konzentration in roten Trauben, vor allem in Traubenkernen. Doch bevor Sie nun allzu beherzt zum Glas Rotwein greifen: Alkohol wiederum ist dem Wachstum neuer Nervenzellen ausgesprochen abträglich, wie die Arbeitsgruppe von Tracey Shors von der Rutgers University 2012 nachwies.

Doch der Konsum von roten Weintrauben, rotem Traubensaft oder einem Konzentrat von Resveratrol, das aus Traubenkernen gewonnen wird (erhältlich unter der Bezeichnung „OPC"), liefert Ihnen ausschließlich die positiven Auswirkungen der Weintrauben. Diese Empfehlung gilt für die Bio-Qualität von Traubenkernextrakten eines zuverlässigen Lieferanten, damit Sie ein reines Naturprodukt in gesunder Form zu sich nehmen. Denn gerade Trauben werden ansonsten üppig mit Pestiziden behandelt, die sich auch im Erdboden sammeln und entsprechend von den Rebstöcken und Früchten aufgenommen werden.

Blaubeerdoping für Mäuse!
Eine Untergruppe der Polyphenole sind die Flavonoide. Sie finden sich besonders in Beeren, zum Beispiel Goojioder Blaubeeren. Dazu entdeckte 2013 der Biochemiker Jeremy Spencer von der englischen University of Reading mit seinem Forscherteam, dass eine Verabreichung von Blaubeerpulver bei Mäusen den Spiegel des Nervensignalstoffes BDNF („brain-derived neurotrophic factor") erhöht und dadurch im Hippocampus das Wachstum neuer Nervenzellen fördert. Die mit Blaubeerpulver gefütterten Mäuse erzielten in Gedächtnistests 30 Prozent bessere Ergebnisse als ihre normal gefütterten Artgenossen.

Wäre es nicht wunderbar, wenn sich beim Menschen ähnliche Effekte durch den Signalstoff BDNF erzielen lassen würden? Die Forschungsergebnisse beim Menschen lassen dazu noch auf sich warten, aber probieren Sie doch einfach aus, ob Sie auf dem natürlichen Weg – durch den Genuss von Blaubeeren oder Gooji-Beeren – ein besseres Erinnerungsvermögen erzielen können.

6.3 Superfood Kurkuma

Currypulver mit seinem hohen Gehalt an Kurkuma liefert Smoothies oder Currygerichten nicht nur die tolle goldgelbe Farbe und den aromatischen Geschmack, sondern ist auch richtig gesund. Die pulverisierte Wurzelknolle Kurkuma enthält den Stoff Curcumin mit seinen zahlreichen Vitaminen, Mineralstoffen, Polyphenolen und Flavonoiden. Und darüber fungiert Curcumin als würzige Wunderwaffe im Hinblick auf unsere Gesundheit. Diese wird empfohlen, um alle möglichen Wehwehchen zu kurieren und um uns zugleich als potentes Anti-Aging-Mittel jung zu halten.

In Indien kennt und nutzt man die Wurzelknolle Kurkuma schon seit mindestens 3000 Jahren als traditionelle Heilpflanze in der ayurvedischen Medizin. Doch auch die Schulmedizin hat mittlerweile Curcumin, den Wirkstoff der Kurkumawurzel, für seine vielfältigen Wirkungen anerkannt. Die Weltgesundheitsorganisation WHO empfiehlt als Anwendungsbereiche Gelenk- und Rheumaschmerzen sowie Darm- und Verdauungsprobleme und sämtliche Entzündungen im Körper.

Der Alleskönner Curcumin soll also unter anderem entzündungshemmend wirken und das Immunsystem stärken, indem es den Körper bei der Bildung bestimmter

T-Zellen unterstützt, die wichtig für die Krankheits-
bekämpfung sind. Curcumin gilt auch als Radikalen-
fänger, der die Zellen langfristig vor Schädigungen durch
freie Radikale schützen und damit Altersprozessen vor-
beugen kann.

Ein Gewürz, um das Gehirn zu coachen
Mit seinem hohen Gehalt an Polyphenolen und vielen
weiteren heilsamen Stoffen liefert Curcumin auch ein
„Power-Doping" für das Gehirn, lassen Neurogenese-
forscher verlauten.

Im Tierversuch regt es die Neubildung von Nervenzellen an, es wirkt generell entzündungshemmend – was
Migräne lindern kann – und Curcumin vermag angeblich
außerdem auch die Symptome von Stress, Angststörungen
und Depressionen abzumildern.

Zunächst zur Auswirkung auf das Gehirn. Aus-
schlaggebend für die heilsamen Fähigkeiten ist die
Beschaffenheit des Curcumins mit seinen antioxidativen
Bestandteilen, das im Gegensatz zu anderen Molekü-
len die Blut-Hirn-Schranke überwinden kann. Dadurch
soll es seine schützenden und entzündungshemmenden
Wirkungen in den Nervenzellen des Gehirns entfalten
und dieses vor freien Radikalen schützen. Doch das ist
längst nicht alles – Curcumin kann anscheinend auch die
Gedächtnisleistung verbessern. In einer umfangreichen
Studie in 2014 haben Forscher der Monash-University in
Sydney erstaunliche Ergebnisse festgehalten. Demnach
reicht bereits 1 Gramm Kurkuma täglich aus, um das
Gedächtnis für 6 Stunden zu optimieren.

Langzeitstudien weisen darauf hin, dass Kurkuma den Aufbau neuronaler Stammzellen stimulieren kann, sogar wenn die Gehirnzellen bereits Schaden erlitten haben. Als gesichert wird angenommen, dass Curcumin in der Lage ist, so genannte Plaques (Beta-Amyloid-Ablagerungen) im Gehirn, die mit Alzheimer zu tun haben, zu mobilisieren und abzubauen (https://onlinelibraryileyom/doi/full/10.1002/jnr.20025).

Bei täglicher Einnahme von Kurkuma scheint selbst bei pflegebedürftigen Alzheimerpatienten eine Verbesserung einzutreten. Demnach kann Kurkuma eine bereits bestehende Alzheimerkrankheit lindern oder ein Fortschreiten zumindest verlangsamen. Es wirkt präventiv gegen Ablagerungen solcher Eiweiße und kann sie teilweise sogar wieder auflösen, dadurch bleibt die Leitungs- und Leistungsfähigkeit der Zellen länger erhalten.

Kurkuma entgiftet die Leber

Die Leber ist so etwas wie der „Schmutzfänger" im Körper. Sämtliche Giftstoffe, mit denen wir konfrontiert werden, werden hier aussortiert und nach Möglichkeit abgebaut. Kurkuma fördert dabei die Bildung von Leberenzymen, die zur Entgiftung des Körpers wichtig sind.

Curcumin hilft beim Abnehmen

Curcumin trägt durch diese Entgiftung und durch die Bildung von Leberenzymen zur gesunden Verdauung bei und kurbelt die Produktion von Gallenflüssigkeit an, die wiederum der Fettverbrennung dient. Der Darm kann durch diesen stärkeren Gallenfluss Fette besser aufspalten, was das Abnehmen erleichtert. Die appetithemmende

Wirkung von Kurkuma kann man zum Beispiel mit einem sahnigen Kurkuma-Latte-Getränk nutzen, das vermindert Heißhungerattacken, regt den Stoffwechsel an und wirkt verdauungsfördernd.

Heilungsprozesse bei Krankheiten

Neben der oben bereits erwähnten Studie haben viele experimentelle Untersuchungen dazu positive Auswirkungen dokumentiert, zum Beispiel bei Reizdarm und sämtlichen anderen Verdauungsstörungen. Darüber hinaus reguliert Kurkuma den Cholesterinspiegel und wirkt ausgleichend auf den Blutdruck. Positive Wirkungen wurden auch bei Diabetes und diabetischen Folgeerscheinungen beobachtet. Die Patienten erlebten eine deutliche Besserung bei Druck und Schmerzen im Oberbauch, Völlegefühl und Blähungen, vor allem bei Fettunverträglichkeitsbeschwerden.

Kurkuma in der Krebstherapie

Das in der Wurzel enthaltene Curcumin besitzt vermutlich eine krebshemmende Wirkung, das haben Tierversuche bei internationalen Forschungen ergeben. Unter anderem fanden Forscher an der Uniklinik Melbourne heraus, dass Curcumin nicht nur entzündliche Prozesse hemmt, sondern bei Nagetieren mit Krebstumoren die Bildung von Metastasen verzögern und teilweise verhindern konnte. In den Krebszellen wurden dann weniger Zytokine gebildet, die das Wachstum der Krebstumore beschleunigen [8].

Daher wird Curcumin vorbeugend und auch zur begleitenden Behandlung bei diversen Krebserkrankungen eingesetzt.

Kurkuma wirkt antidepressiv

Curcumin soll sogar bei der nährstoffbezogenen Behandlung von Depressionen helfen können. Ein Forscherteam des Staatlichen Medical College in Bhavnagar in Indien hat im Jahr 2013 über 2 Monate die Wirkungsweise und Sicherheit des häufig verschriebenen chemischen Antidepressivums Fluoxetin mit dem Effekt von Kurkuma verglichen. Die Probanden mit latenter Depression erhielten täglich Fluoxetin verabreicht. Eine zweite Gruppe mit Depression nahm täglich Kurkumaextrakt zu sich, während die dritte Gruppe beide Stoffe einnahm. Nicht zu glauben – Ergebnis: Kurkuma wirkte laut dieser Studie besser und schneller als das klassische Antidepressivum. Diese Studie wurde 2017 in einem Doppelblindversuch bestätigt [9].

Ein weiterer Vorteil lag neben der guten antidepressiven Wirkung auch im Ausbleiben sonst bekannter Nebenwirkungen. Kurkuma könnte sich demnach also als eine effiziente natürliche Ergänzung bei der Therapie von Depressionen anbieten.

All das dürfte die Pharmaindustrie nicht allzu gerne hören. Zumal dieses potente Allroundmittel Curcumin nach allen Studien weder überdosiert werden kann noch negative Nebenwirkungen besitzt. Sämtliche Gesundheitswirkungen setzen demnach angeblich schnell ein und sind multipotent. Dennoch sollte man Curcumin nicht auf eigene Faust als Therapeutikum einsetzen, auch wenn die Wirkungen und ausbleibenden Nebenwirkungen sehr vielversprechend klingen. Der Einsatz sollte – insbesondere als Hilfsmittel bei depressiven Verstimmungen – immer in ärztlicher beziehungsweise therapeutischer Absprache erfolgen.

Rezept des Curcumin-Wundermittels
Unter dieser Voraussetzung können Sie dieses Naturmittel ganz einfach selbst anmischen. Das folgende Rezept für die selbst hergestellte Mischung ist nicht nur preiswert, sondern auch von stärkstem Effekt, weil hier die maximale Bioverfügbarkeit berücksichtigt wird. Der Nachteil dieses Rezepts liegt zugegebenermaßen darin, dass es in dieser Version nicht besonders schmackhaft ist, daher empfiehlt es sich, einen Teelöffel dieser Creme am besten mit einem leckeren Getränk hinunterzuspülen. Doch dann gewöhnt man sich schnell an den etwas herben Geschmack, und ein täglicher Löffel wird bald zur gesunden Gewohnheit, die man nicht mehr missen möchte.

Hier das Rezept für die Power-Mischung des gesunden Nahrungsergänzungsmittels:

- Reines Bio-Kurkuma (in größerer Menge im Internet)
- Schwarzer Bio-Pfeffer
- Bio-Leinöl, kalt gepresst
- Topf zum Erhitzen
- Glas mit Schraubdeckel

Weil die Verstärkung sämtlicher positiver Wirkungen des Curcumins durch Hinzufügen von schwarzem Pfeffer geschieht, gibt man auf die Menge des reinen Kurkuma Pulvers ca. 5–10 Prozent Pfeffer. Das Piperin im schwarzen Pfeffer enthält zusätzliche heilsame Effekte, aber vor allem schleust es die Wirkstoffe des Curcumins effektiver in den Körper ein und macht sie bestens nutzbar.

Weiter verstärkt wird diese Bioverfügbarkeit durch Erwärmen. Fügen Sie etwas Wasser hinzu, so dass ein Brei entsteht. Erwärmen Sie diese Gewürzmischung unter ständigem Umrühren kurz, aber ohne sie aufzukochen, denn dies könnte sonst die Flavonoide vermindern.

Lassen Sie die Creme abkühlen.

Dann gibt man den dritten supergesunden Katalysator hinzu, der die Bioverfügbarkeit noch weiter optimiert. Die Mischung benötigt dazu nämlich Fett. Am besten wählt man hier natürlich das gesündeste aller Fette: kaltgepresstes Bio-Leinöl, das zusätzlich die hervorragenden Omega-3-Fettsäuren liefert. Lassen Sie die cremige Mischung aber zuerst vollständig abkühlen und rühren Sie danach erst das Leinöl unter, so dass eine cremige Paste entsteht.

Füllen Sie diese Mischung in ein fest verschließbares Glas und bewahren Sie es dunkel und kühl im Kühlschrank auf; die Mischung hält sich etwa vier bis fünf Tage.

Das Öl setzt sich mit der Zeit ein wenig ab, daher rührt man die Mischung vor der Einnahme kurz um.

Den Geschmack der täglichen 1–2 Teelöffel können Sie mit einem Schluck Kaffee, Saft, Milch oder Schokolade bei der Einnahme neutralisieren.

Wer dieses kräftige Gewürz jedoch liebt, kann zum Beispiel einen Teelöffel der Kurkuma-Creme in ein warmes Milchkaffee-, Kokosmilch- oder Kakao-Getränk einrühren und nach Belieben süßen.

Falls Sie lieber Kapseln einnehmen möchten, achten Sie auf den Zusatz von Pfeffer und auf Bio-Qualität; kombinieren Sie die Einnahme zudem mit einer kleinen Dosis gesunden Fetts, das kann auch eine kleine Portion Milch sein.

6.4 „Mood Food" – Kann man Glück essen?

Ja – wir können gute Laune essen! In den USA hat man dafür den Begriff „Mood Food" erfunden, es bedeutet „Essen für die Stimmung", denn Ernährung ist eine der Möglichkeiten, auf unsere Laune und auf die Produktion unserer Glücksbotenstoffe positiv einzuwirken.

Für Glücksgefühle ist vor allem der Botenstoff **Serotonin** verantwortlich. Serotonin wirkt wie ein Antidepressivum, gleichzeitig wirkt Serotonin entspannend und beruhigend.

Damit dieser Neurotransmitter in ausreichender Menge produziert wird, muss der Körper genügend **Tryptophan** zu sich nehmen, denn der Eiweißbaustein Serotonin kann vom Körper nicht selbst hergestellt werden. Dafür ist er aber in vielen Lebensmitteln enthalten. Die Aminosäure Tryptophan hilft zwar dabei, den Botenstoff Serotonin zu bilden, doch damit der Körper den Glücksbotenstoff Tryptophan auch ins Gehirn einschleusen kann, ist ein Vermittler erforderlich. Eiweißreiche Lebensmittel haben zwar einen hohen L-Tryptophangehalt, doch L-Tryptophan braucht außerdem Kohlehydrate beziehungsweise Zucker, um ins Gehirn gelangen zu können, sonst wird es an der Blut-Hirn-Schranke abgeblockt [10].

Am Seelentröster Schokolade können wir das gut beobachten. Denn das Naschen von Schokolade ermöglicht durch den enthaltenen Zucker ein rasches Einschleusen des L-Tryptophans durch die Blut-Hirn-Schranke hindurch ins Gehirn. Das enthaltene

L-Tryptophan schenkt uns dann in Kombination mit dem hohen Zuckergehalt den „Gute-Laune-Kick". Denn Schokolade bewirkt mit ihrem hohen L-Tryptophan-Gehalt in Kombination mit Zucker die schnelle Produktion von Serotonin und dessen stimmungsaufhellende Wirkung.

Noch dazu enthält das Kakaopulver besondere Stimmungsmacher wie Theobromin und Phenylethylamin. **Theobromin** ist ein natürliches Alkaloid, das ganz besonders beruhigt, die Muskeln entspannt und glücklich macht. Übrigens enthält bereits ein Riegel Schokolade so viel Theobromin, dass diese Wirkung bereits spürbar ist – mehr ist nicht nötig, und die Kalorienaufnahme hält sich in Grenzen. Dunkle Schokolade mit einem hohen Kakaoanteil glänzt auch durch besonders viele Antioxidanzien, zusätzlich senkt der Genuss eines kleinen Stücks Schokolade den Spiegel des Stresshormons Cortisol. Hinzu kommt der hohe L-Tryptophan-Gehalt in Kombination mit Fett und Zucker. Nur diese Mischung kann nämlich direkt ins Gehirn gelangen und besonders schnell Serotonin mit dessen stimmungsaufhellender Wirkung erzeugen. Darum kann eine Nascherei oft kurzfristig trösten, allerdings verpufft diese Wirkung auch schnell wieder, komplexere Kohlenhydrate aus Reis, Kartoffeln, Nudeln oder Vollkornprodukten halten etwas länger vor als Zucker.

Diese schnelle Wirkung auf die Stimmung erklärt neben dem überaus leckeren Geschmack die Beliebtheit von Schokolade, und gerade bei Stress oder bei depressiven Verstimmungen können uns Heißhungerattacken auf Schokolade heimsuchen. Doch ein Übermaß des süßen Seelentrösters kann sich bekanntlich rächen: Denn wenn die Kilos steigen, sinkt die Laune wieder ab.

Wie können wir L-Tryptophan sonst noch „essen"? Es gibt neben Schokolade/Kakao etliche Nahrungsmittel, die einen hohen Gehalt an L-Tryptophan aufweisen: Milch, Hülsenfrüchte, Bananen, Heidelbeeren, Ananas, Papaya, Mango oder Himbeeren, Haselnüsse, Cashewkerne und Erdnüsse, Kartoffeln und Reis, Parmesan, Emmentaler und Edamer, Sojaprodukte, Haferflocken und Eier.

L-Tryptophan ist auch für den Schlaf wichtig. Deshalb wirkt der bewährte Schlaftrunk, die heiße Milch mit Honig, so schlaffördernd. Die Zuckermoleküle des Honigs schleusen das L-Tryptophan der Milch nämlich durch die so genannte Blut-Hirn-Schranke hindurch, direkt ins Gehirn, wo daraus die Schlafbotenstoffe (Serotonin und Melatonin) gebildet werden.

Können wir Serotonin „essen"? Nein, aber wir können dessen Produktion unterstützen. Serotonin kommt im menschlichen Organismus in Gehirn und Darm vor. Etliche Früchte (Bananen, Trauben, Äpfel, Ananas und Pflaumen) enthalten Spuren des Botenstoffs Serotonin. Darüber lässt sich zwar der Gehalt an Serotonin im Darm beeinflussen, aber der Gehalt im Gehirn nicht, denn unsere Blut-Hirn-Schranke wacht sehr streng darüber, was ins Gehirn gelangt. Serotonin und seine erwünschte Wirkung lassen sich also leider weder essen noch trinken. Doch über die genannten Nahrungsmittel mit viel L-Tryptophan funktioniert die Serotoninproduktion des Körpers sehr gut. Wichtige Voraussetzung für die Umwandlung von L-Tryptophan in Serotonin ist eine ausreichende Zufuhr an Vitamin B_6. Außerdem werden für eine hohe Serotoninproduktion Selen und Omega-3-Fettsäuren benötigt.

Nicht nur bestimmte Nahrungsmittel, auch Sonnenlicht lässt den Serotoninspiegel steigen. Auch bei einem Solariumsbesuch oder einem ausgedehnten Sonnenbad wird Serotonin ausgeschüttet.

Und – Überraschung – mindestens genauso viel Serotonin wird erstaunlicherweise durch freudige und freundliche Gedanken erzeugt.

Glücksbringer Ananas, Bananen und Pflaumen

Unter den Früchten gelten Ananas, Bananen und Pflaumen als gesunde Serotoninlieferanten. Auch Trockenfrüchte, beispielsweise Datteln und Feigen, machen gute Laune, denn auch sie enthalten besonders viel Tryptophan. Zudem liefern sie auch viel Magnesium, das uns resistenter gegen Stress macht [11].

Nudeln, Kartoffeln, Brot und Reis

Schon Ende der 90er Jahre wies der Psychologe Rob Markus nach, dass sehr sensible Menschen mit einer kohlenhydratreichen Ernährung stressresistenter werden – und dass das Gehirn den Wert des Stresshormons Cortisol in Belastungssituationen senkt. Auch andere Untersuchungen belegen, dass mit eiweißarmer Kost die Aufnahme des Glücksbausteins Tryptophan besser klappt. Viele Studien zeigen, dass eine kohlenhydratreiche Ernährung Menschen langfristig zufriedener und ausgeglichener machen kann. Demnach machen uns die in Nudeln, Kartoffeln, Brot, und Reis enthaltenen Kohlenhydrate stressresistenter. Noch besser ist es, dabei auf Vollkornprodukte zu setzen, die länger vorhalten und den Blutzuckerspiegel nicht so schnell ansteigen lassen. Außerdem wird Tryptophan als Serotoninvorstufe so über einen längeren Zeitraum freigesetzt.

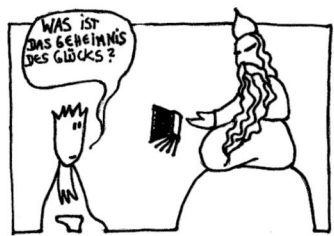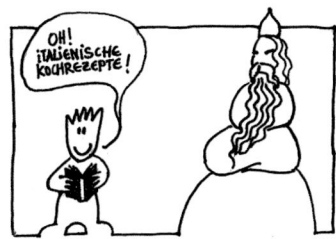

© Gabriele Rossbach

Das ist die eine Seite der Medaille. Denn neue Studien zur so genannten Paleo-Ernährung, einer ausgesprochen eiweißreichen und kohlehydratarmen Kost, zeigen, dass diese ebenfalls das Wohlbefinden fördert. Hier mag der Schlüssel eher darin liegen, dass gesunde Öle und eine hohe Dosis an Proteinen die Darmflora stärken und optimieren. Die Darmflora wiederum ist für das Immunsystem wichtig und beeinflusst nach neuesten Erkenntnissen die Psyche stärker, als wir bisher dachten. Dem Thema „Darmgesundheit" ist daher ein eigenes Kapitel gewidmet (Kap. 8).

Nun fragen Sie sich: „Was denn nun, viele Kohlenhydrate oder wenig Kohlenhydrate?" Solange sich Ernährungswissenschaftler hier nicht einig sind, sollten Sie nach Ihrer persönlichen Intuition vorgehen. Ich selbst habe mit Ernährung experimentiert und herausgefunden, dass mich eine kohlenhydratarme und fettreiche Ernährung besonders fit, aktiv und gesund macht. Für andere mag aber eine kohlenhydratreiche Ernährung stabilisierender und wohltuender sein. Probieren Sie es aus!

Fisch wirkt antidepressiv

Bei kohlenhydratreicher Kost sollte die Eiweißzufuhr überwiegend durch Fisch abgedeckt werden, empfiehlt der Verband für Unabhängige Gesundheitsberatung. Fisch wird sogar eine depressionsvorbeugende Wirkung nachgesagt. Studien der amerikanischen Gesundheitsbehörde „National Institutes of Health" haben nachgewiesen: Je mehr Fisch in einem Land verzehrt wird, desto seltener werden dort Depressionen festgestellt.

Diese These wird von einer finnischen Studie unterstützt: Die Versuchspersonen, die weniger als einmal pro Woche Fisch aßen, hatten ein um 31 Prozent höheres Risiko, sich depressiv zu fühlen, als diejenigen, die oft Fisch verzehrten. Es wird vermutet, dass die im Fisch enthaltenen Omega-3-Fettsäuren die beste Gehirnnahrung darstellen und für diese Unterschiede verantwortlich sind. Vergleichbar mit manchen Antidepressiva, beeinflussen sie den Gehirnstoffwechsel positiv. Ein niedriger Spiegel von Omega-3-Fettsäuren im Blut führt hingegen zu einem Mangel des Glücksbotenstoffs Serotonin. Auch Nüsse bewiesen aufgrund ihres hohen Gehalts an Omega-3-Fettsäuren in wissenschaftlichen Studien ihre vorbeugende Wirkung gegen Depression [12].

Chili, Peperoni und Pfeffer

Auch Schärfe und Schmerz können Glück erzeugen! Scharfes Essen sendet einen Schmerzreiz als Botschaft ans Gehirn, und das Gehirn meint nun tatsächlich, dass eine echte Verbrennung vorliegt. Daraufhin schüttet es Endorphine aus – also Hormone, die schmerzstillend wirken und gleichzeitig glücklich machen. Die durch scharfen Chili, Peperoni und Pfeffer ausgelösten Glückshormone verbessern so die Laune.

Kaffee und schwarzer Tee

Es ist kein Zufall, dass wir morgens gern Kaffee oder schwarzen Tee trinken. Koffein belebt, die Stoffwechselfunktionen werden aktiviert, Nervensystem und Herztätigkeit angeregt. Koffein macht wach, erhöht die Aufmerksamkeit – und hebt darüber die Stimmung. Doch leider setzt bei Vieltrinkern irgendwann der Gewöhnungseffekt ein.

Vitamine und Mineralstoffe

Auch Vitamine und Mineralstoffe sind an der Stimmungslage beteiligt – besonders die B-Vitamine. Deren Vorhandensein ist wichtig für die gesamten Stoffwechselvorgänge. Wer sich müde oder depressiv fühlt, sollte seinen Vitamin-B-Gehalt im Blut checken lassen.

Auch Selenmangel ist aufgrund unserer Monokulturen weit verbreitet und führt bei vielen Menschen zu einem geschwächten Immunsystem und zu Grippeanfälligkeit.

Ein Nährstoffmangel kann die optimale Hirnfunktion, das Wohlbefinden und den Schlaf beeinträchtigen. Viele Menschen haben einen unbemerkten Mangel an Nährstoffen, den man aber über eine Blutuntersuchung einfach feststellen kann. Lassen Sie im Zweifelsfall eine solche Blutuntersuchung durchführen, um einen Mangel an Magnesium, B-Vitaminen, Selen oder Aminosäuren aufdecken zu können.

6.5   Junkfood lässt das Hirn schrumpfen

Australische Wissenschaftler untersuchten Ernährung und Stimmung von 1046 Frauen über zehn Jahre hinweg; eine britische Studie nahm das Thema unter die Lupe und eine spanische Forschungsgruppe analysierte Daten von 10.094 Männern und Frauen über mehr als 4 Jahre, auch ein britisch-französisches Team untersuchte zwischen 1985 und 2004 in London 3486 Büroangestellte.

Ergebnis der internationalen Untersuchungen unisono: Fast Food bremst Intelligenzleistungen aus und vermindert die Konzentrationsfähigkeit. Pommes, Chips und Pizza haben demnach einen schwächenden Effekt auf das Kurzzeitgedächtnis. Doch die Auswirkungen sind noch negativer.

Falsche Ernährung mit überwiegend Fast Food und Fertiggerichten führt nicht nur oft zu Übergewicht, sondern lässt sogar ganze Hirnregionen schrumpfen. Wissenschaftler der University of Cambridge haben herausgefunden, dass Gehirne von Menschen mit Adipositas (Fettleibigkeit) schneller altern. Die so genannte weiße Substanz zeigt bei stark Übergewichtigen degenerative Veränderungen, die bei Normalgewichtigen erst 10 Jahre später auftreten.

Auch umgekehrt kamen die Ernährungswissenschaftler zu ähnlichen Ergebnissen: Menschen, die frisches Gemüse, Früchte, Fisch und Vollkorn essen, also vollwertige und frische Kost, haben ein geringeres Risiko, an Herz-Kreislauf-Erkrankungen und vor allem an Depression zu erkranken. Welche Wechselwirkungen liegen hier vor?

Die Psychiaterin Felice Jacka an der Deakin University und der University of Melbourne war die Erste, die einen Zusammenhang zwischen dem westlichen Ernährungsstil und Depressionen beziehungsweise Ängsten nachweisen konnte. In einer 2015 veröffentlichten Studie fand sie sogar Hinweise darauf, dass schlechte Ernährung das Gehirn regelrecht schrumpfen lässt. Mit ihrem Team zusammen analysierte sie die Daten einer australischen Längsschnittstudie zur psychischen Gesundheit, deren Teilnehmer zu Beginn der Untersuchung zwischen 60 und 64 Jahre alt waren. Sie gaben genaue Informationen über ihre Essgewohnheiten und unterzogen sich zudem einem Hirnscan. Nach 4 Jahren wurde ihr Gehirn erneut untersucht. Jacka und ihre Kollegen konzentrierten sich dabei auf den Hippocampus, eine beidseitig tief hinter den Schläfen liegende Region, die als Sitz unseres Gedächtnisses gilt. Studien an Tieren hatten in genau dieser Region bereits ernährungsabhängige Veränderungen gezeigt. Die fanden die Forscher nun auch bei ihren menschlichen Teilnehmern: Zwar schrumpfte der Hippocampus bei allen Teilnehmern geringfügig auch altersbedingt im Lauf der 4 Jahre. Wer jedoch zu Beginn der Untersuchung angegeben hatte, gerne Hamburger, Steaks, Pommes und Softdrinks zu konsumieren, aber Obst und Gemüse zu verschmähen, dessen linker Hippocampus war deutlich kleiner geworden als bei jenen Teilnehmern, die sich gesund ernährt hatten [13].

Neurowissenschaftler um Amandine Pelletier der Université de Bordeaux stellten ähnliches fest. Die Hirnscans von Senioren, die sich mediterran ernährten, lieferten kaum Hinweise auf eine Schädigung der weißen Hirnsubstanz. Bei 960 Teilnehmern, die nach eigenen Angaben häufig Gemüse, Beeren, Nüsse und Olivenöl zu sich nahmen, aber wenig Frittiertes, Fastfood und rotes Fleisch, wurde fünf Jahre später unterdurchschnittlich häufig Alzheimer diagnostiziert. In den mentalen Tests schnitten sie zudem so gut ab wie 7,5 Jahre jüngere Probanden, die sich ungesund ernährt hatten.

6.6   Der neue Sündenbock – Zucker!

Forscher haben viel über solche Wirkungen diskutiert. Neuere Studien zeigen noch spektakulärere Ergebnisse und belegen, dass eine stark zuckerhaltige Ernährung Entzündungsprozesse im Körper begünstigt. Über eine Wechselwirkung im Stoffwechsel stört das letztlich auch die Hirnfunktionen. Außerdem begünstigt Zucker allgemein Entzündungsreaktionen im Körper. Und solche Entzündungsprozesse können bei Erkrankungen des Gehirns eine wichtige Rolle spielen – von Migräne über Depression und bipolarer Störung bis hin zu Autismus, Schizophrenie und der Alzheimerkrankheit. Komplizen findet der Zucker in seiner schädlichen Wirkung nämlich im Darm. Zucker fördert die schädlichen Darmbakterien auf Kosten der gesunden und stärkt Darmpilze wie Candida. Darmpilze setzen nicht nur Toxine frei, sondern entziehen dem Körper unter anderem Magnesium und Kalzium, was für die Knochen und die Muskulatur einen langfristig schädlichen Mangel verursachen kann. Neueste Forschungsergebnisse zeigen sogar Hinweise auf, dass Zuckerkonsum das Wachstum von Tumoren fördern kann.

Vorsicht, gefährliche Enzyme! In der Online-Ausgabe des Fachmagazins *Cancer Research* warnen Forscher des University of Texas M. D. Anderson Cancer Centers vor dem hohen Zuckerkonsum der typisch westlichen Ernährungsweise. Zucker – so zeigten sie in einer aktuellen Studie – beeinflusst die Aktivität bestimmter Enzyme, wie zum Beispiel der 12-Lipoxygenase, auch 12-LOX abgekürzt, die eine tumorfördernde Wirkung mit sich bringt. Auch die 12-HETE-Bildung in den Brustkrebszellen wird gefördert. „12-HETE" ist ein Abkömmling der bekannteren Arachidonsäure, einer Omega-6-Fettsäure, die ausschließlich in tierischen Lebensmitteln zu finden ist und eine entzündungsfördernde und krebsaktivierende Wirkung besitzen soll. Darüber beschleunigen diese Faktoren angeblich das Tumorwachstum sowie die Metastasenbildung [14].

Das bedeutet nicht, dass wir auf Zucker in jeder Form komplett verzichten müssen, denn Schokolade und Co. schenken auch eine gute Portion Lebensqualität. Wie immer lautet auch hier die Devise: „Die Dosis macht das Gift." Wer sich den ganzen Tag von zuckerhaltigen Lebensmitteln ernährt, tut seiner Gesundheit und seiner Stimmung keinen Gefallen, aber eine Portion Schokolade oder ein Erdbeereis mit Sahne und Amaretto können wir uns ab und zu ohne schlechtes Gewissen gönnen.

Entzündung und Depression

Doch nicht nur die körperliche Gesundheit leidet durch zu viel Nascherei von Süßigkeiten. Es scheint eine Wechselwirkung mit psychischen Defiziten vorzuliegen. Traumatisierte oder niedergeschlagene Menschen versuchen sich das Leben oft durch Süßes buchstäblich zu versüßen. Aber Zuckerhaltiges wirkt über den Gesamtstoffwechsel wiederum negativ auf das psychische Befinden ein und kann depressive Stimmungen intensivieren, indem es Entzündungsprozesse verstärkt. Was für ein Teufelskreis!

In den Jahren 2010–2015 wurden weitere Analysen von mehr als 50 Untersuchungen veröffentlicht, die signifikant erhöhte Spiegel verschiedener Entzündungsmarker im Blut depressiver Patienten fanden. Außerdem belegen viele Untersuchungen eine verstärkte Aktivität der Immunzellen im Gehirn, insbesondere bei psychischen Störungen wie Depression und Schizophrenie.

Die Studien deuten darauf hin, dass neben zuckerhaltiger Ernährung auch Risikofaktoren für die Psyche – wie Missbrauch, Traumata, Stress, Kummer oder eine genetische Veranlagung – Entzündungen fördern. Zusätzlich verführen uns Stress und Ärger öfter zum Naschen. Nicht umsonst nennt man in Amerika solche Trostspender „soul food" (Seelennahrung); im Deutschen gibt es den verwandten Begriff „Nervennahrung".

Und hier schließt sich wieder der Kreis zu Gehirnnahrung und guter Nahrung für die Psyche: Denn im

Gegensatz zu zuckerhaltigen Süßigkeiten sind es in erster Linie gute Fettsäuren und Öle, Obst, Gemüse und Fisch und gute Fette wie Olivenöl, die unser Denkorgan langfristig gesund halten und Entzündungsvorgänge reduzieren. Vor allem die bereits gelobte Omega-3-Fettsäure (Docosahexaensäure, DHA) wird in diesem Zusammenhang erörtert.

Immer wieder wird belegt, dass Omega-3-Fettsäuren, einschließlich der Docosahexaensäure die Gehirngesundheit ganz besonders fördern. DHA findet sich dabei vor allem in Wildlachs, Thunfisch, Sardinen und Makrelen, sowie in Spirulina-Algen. Die DHA ist ein Bestandteil der Zellmembran von Neuronen. Sie verbessert die Signalleitung zwischen den Nervenzellen und scheint den Spiegel des Proteins BDNF anzuheben, der das Wachstum und die Funktion der Hirnzellen fördert. Der häufige Konsum von DHA und anderen Omega-3-Fettsäuren — etwa durch den Verzehr von Meerestieren — kann das Gehirn daher vor Entzündungen, Hirnschrumpfung, Alzheimer und generell einem vorzeitigen Verfall schützen.

6.7 Migräne

Cherubino di Lorenzo von der Universität Rom und sein Forscherteam fanden 2015 — im Widerspruch zu bisher geltenden Annahmen — die heilsame Auswirkung einer ketogenen Diät auf Migräne. Ketogen bedeutet, dass man sich mit wenig Kohlehydraten und dafür umso mehr mit gesunden Ölen ernährt. Über die oben genannten Omega-3-Fettsäuren aus Leinöl, fettem Fisch oder Nüssen, in

Kombination mit viel Gemüse, wurden die besten Wirkungen beobachtet. Die Häufigkeit der Migräneanfälle reduzierte sich durchschnittlich um mehr als 80 Prozent. Auch den Migräneforscher Markus Dahlem von der Humboldt-Universität zu Berlin überraschen diese Ergebnisse, denn bisher ging man davon aus, dass man sich als Migränepatient kohlenhydratreich ernähren sollte. Doch nach den neuen Studien ist offenbar genau das Gegenteil der Fall. Weshalb das jedoch so ist, muss noch genauer erforscht werden [15].

Die Schlüsselfunktion unseres Alleskönners Serotonin sollten wir auch hinsichtlich der Migräne im Blick behalten, denn die gängigen Schmerzmittel gegen Migräne (Triptane) basieren darauf, dass Serotonin im Gehirn verlangsamt abgebaut wird und sich daher in den Hirnzellen anreichert. Ein hoher Serotoninspiegel vermag den entzündlichen Vorgang der Migräne bei den meisten Patienten bald einzudämmen. Zugleich dient alles, was den Serotoninspiegel dauerhaft hebt, hier der Prophylaxe.

6.8   Die Top Ten der Gehirnnahrung!

Platz 1 – Sauerstoff

Scheinbar selbstverständlich – die wichtigste Gehirnnahrung ist natürlich Sauerstoff, denn ein Sauerstoffmangel kann bekanntlich bereits ab 2 Minuten zu irreparablen Schäden und zum Tod führen. In unserem Körper verbraucht unser Denkorgan knapp 40 Prozent des insgesamt aufgenommenen Sauerstoffs! Um eine gute Konzentration zu gewährleisten, sorgen Sie in Ihrer Umgebung für frische Luft und lüften Sie regelmäßig Ihre Räume. Meiden Sie verbrauchte, stickige Luft und gönnen Sie sich ab und zu eine Extraportion frischen Sauerstoff im Wald.

Platz 2 – Wasser
Das zweitwichtigste Brainfood ist Wasser. Stellen Sie sicher, dass sich der Wasserhaushalt Ihres Körpers ständig auf ausreichend hohem Niveau befindet. Vor allem unser Gehirn benötigt viel Wasser für seine Funktion, und Flüssigkeitsmangel, der obendrein meistens mit einem Mangel an wichtigen Mineralstoffen verbunden ist, kann bald zu Müdigkeit, dann zu Konzentrationsstörungen führen. Sogar Kopfschmerzen können die Folge sein. Ernährungsprofis empfehlen, pro Tag etwa 2 Liter Wasser zu trinken.

Platz 3 –Schlaf
Weiteres Basic: ausreichend Schlaf. Schlafmangel verändert den Hirnstoffwechsel. Vor allem ein längerfristiges Schlafdefizit erhöht den Cortisolgehalt, was die Gedächtnis- und Leistungsfähigkeit des Gehirns beeinträchtigt. Zudem ist auch die Regeneration des Hirns eingeschränkt, Alterungsprozesse finden auf der Zellebene statt und die Stimmung sinkt, denn Stresshormone versuchen, den Mangel auszugleichen, und machen uns gereizt. Menschen mit Migräne wissen, dass Schlafmangel einen Migräneanfall auslösen kann.

Platz 4 – Omega-3-Fettsäuren
Omega-3-Fettsäuren wie beispielsweise in kaltgepresstem Leinöl und gute Fette in Nüssen und fettem Seefisch dopen das Gehirn in jeder Hinsicht. In Nüssen, Leinöl, Leinsamen und fettem Fisch, besonders in Räucherlachs

oder Makrelen, stecken viele Omega-3-Fettsäuren, die das Gehirn bestens nähren. Nüsse und Camembert enthalten zudem wertvolle Aminosäuren für das Gehirn, die in diesen Nahrungsmitteln erhalten bleiben, denn bei anderen Lebensmitteln mit einem hohen Gehalt an Aminosäuren werden diese durch das Erhitzen bei der Zubereitung großenteils zerstört. Nüsse, insbesondere Walnüsse, enthalten zudem einen hohen Anteil des Nervenbotenstoffs Cholin und viele B-Vitamine, was die Synapsenaktivität anregt. Studenten sollten daher beim Lernen Walnüsse naschen, der Effekt auf die Konzentrationsfähigkeit ist bereits nach kurzer Zeit bemerkbar. Zusammen mit dem Fruchtzucker und den Mineralien in Trockenpflaumen oder Datteln mischt man sich hochwertiges „Studentenfutter", das auch während mehrstündiger Klausuren dopt!

Platz 5 – Soja

Soja, der Trend aus Asien, ist nicht nur schmackhaft, sondern enthält auch große Mengen Cholin, das ebenfalls in Walnüssen hochdosiert vorkommt. Es gehört zu den wichtigsten Botenstoffen in unserem Gehirn. Unser Körper kann Cholin auch selbst aus Lecithin erzeugen, das vor allem in Eigelb und Nüssen vorkommt. Doch zusätzlich enthalten Sojaprodukte, insbesondere auch Tofu, besonders viele Phytoöstrogene. Diese regen das Gehirn an und beschleunigen den „Funkverkehr" der Synapsen und Nervenstränge.

Platz 6 – Polyphenole und Flavonoide

Hervorragende Gehirnnahrung bieten auch alle Polyphenole und Flavonoide, diese sind in hoher Konzentration unter anderem in Curcumin enthalten, einem Bestandteil von Kurkuma, dass jedes Currypulver so aromatisch macht. Das Rezept für die beste Wirkungsmischung von Curcumin finden Sie in Abschn. 6.3 („Superfood Kurkuma"). Aber auch Trauben und vor allem Traubenkerne sowie Beeren wie Blaubeeren haben einen hohen Gehalt an Polyphenolen und Flavonoiden, die als Top-Anti-Aging-Mittel gelten, denn sie schützen vor freien Radikalen und verbessern die Gedächtnisleistung

Platz 7 – Chlorophyll

Spinat, grüne Bohnen, Grünkohl, Brokkoli und Salat enthalten den Blattfarbstoff Chlorophyll, der den wichtigen Sauerstoff besonders lange im Gehirn bindet. Wahre Chlorophyll-Booster sind Chlorella- oder Spirulina-Algen, auch in Tablettenform als Nahrungsergänzungsmittel erhältlich.

Platz 8 – Kakao

Schokolade ist gut fürs Gedächtnis! Vor allem Schokolade mit einem hohen Kakaoanteil enthält DHEA (Dehydroepiandrosteron), das im Gehirn für die Stressreduktion zuständig ist und zudem das Erinnern erleichtert. Weitere Schoko-Superbooster für gute Laune und Entspannung sind Theobromin, Phenylalanin und Tryptophan.

Platz 9 – Haferflocken

Haferflocken enthalten komplexe Kohlenhydrate, die im Gegensatz zu den in Weißbrot, Zucker und Nudeln enthaltenen einfachen Kohlehydraten dem Gehirn eine langfristigere Energiezufuhr sichern. Außerdem enthalten Haferflocken eine Reihe unterschiedlicher B-Vitamine, die den Gedankenfluss im Gehirn anregen und das Nervensystem nähren.

Platz 10 – Fermentierter Käse
Sämtliche fermentierte Käsearten verbessern durch die enthaltenen Aminosäuren die Konzentrationsfähigkeit.

Mit diesen Nahrungsmitteln kann man seine Hirnfitness und Leistungsfähigkeit steigern und auf hohem Niveau erhalten, und das auch noch mit Genuss.

Last not least nährt und verbessert eine gesunde Darmflora ganz allgemein die Leistungsfähigkeit und Vitalität des Gehirns sowie das psychische Wohlbefinden. Mittlerweile haben Studienergebnisse spektakuläre Auswirkungen der Darmflora auf die physische und psychische Gesundheit dokumentiert. Alles, was die Darmflora verbessert, finden Sie in Kap. 8.

Doch leider gehört zunächst noch ein anderer Aspekt zum Thema Ernährung, denn Essen kann auch zum Handikap werden. Und zwar dann, wenn es zum Frustessen oder Suchtessen mutiert und man mit Übergewicht zu kämpfen hat. Aber weshalb reguliert das Gehirn unser Essverhalten und Gewicht denn nicht immer so, wie es sollte?

7

Die Kehrseite des Essens – Essen als Sucht

Man kann gerade einen Lunch mit 2000 Kalorien verputzt haben, fühlt sich satt bis zum Völlegefühl. Und dann wird zum Dessert eine leckere Mousse-au-Chocolat aufgetischt.

Plötzlich ist der Appetit reaktiviert, obwohl der Magen bis zur Obergrenze befüllt ist. Mit Genuss verdrückt man trotzdem gut und gerne nochmal 1500 Kalorien. Viel mehr, als der Körper an dem Tag verwerten kann. Nicht nur das, abends hat man trotz des überfüllten Kalorienkontos schon wieder Hunger. Wie kann das sein?

Werden archaische Überlebensmuster aktiviert, um Kalorien in Form von Körperfett zu deponieren, für schlechte Zeiten? Das mag die eine Ursache bei übermäßigem Essen sein: ein vorratsorientiertes Gehirn. Während Millionen von Jahren der Evolution lag die größte Sorge

© Springer-Verlag GmbH Deutschland, ein Teil von
Springer Nature 2019
G. Rossbach, *Glücksorgan Gehirn*,
https://doi.org/10.1007/978-3-662-57729-5_7

der Menschen nicht darin, ihren Appetit zu zügeln, sondern ausreichend Nahrung zu bekommen. Die Gefahr, zu viel zu essen, bestand nicht, sehr wohl aber die Gefahr, zu verhungern. Unser Gehirn bewertete daher den exzessiven Verzehr kalorienreicher Nahrung positiv und belohnte uns mit Zufriedenheitsgefühlen. Dadurch futterten wir uns begeistert Reserven für Notzeiten an.

Die Zeiten haben sich hierzulande geändert. Und nun plagen uns die gegenteiligen Sorgen, denn offensichtlich können sich beim Essen ganz leicht auch Suchtverhaltensmuster etablieren, die zu inzwischen äußerst unerwünschter Fettleibigkeit führen (Abb. 7.1).

Von würzigen Chips bis zu feinsten Pralinés gibt es eine große Palette an Leckereien, die eine maximale Stimulation des uralten Belohnungszentrums im Gehirn auslösen.

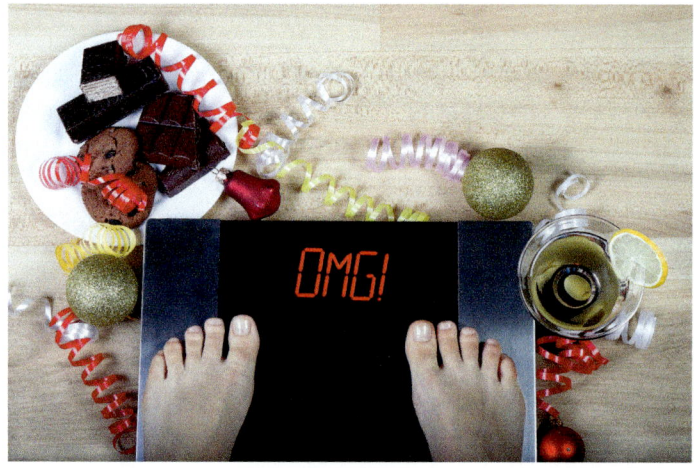

Abb. 7.1   © katiko2016/stock.adobe.com

Besonders Leckerbissen, die sehr viel Fett und Zucker enthalten, können dazu verlocken, immer weiter zu essen. Gehören Sie auch zu den Verführbaren? Man hatte eigentlich keinen sonderlichen Appetit auf Chips, doch hat man einmal angefangen zu knabbern, kommt man immer mehr auf den Geschmack, bis die Chipstüte leer ist. Oder bis die Tafel Schokolade verputzt ist, oder die Tüte Gummibärchen aufgegessen. Übeltäter sind bei suchthaftem Essverhalten die besonders fett- und zuckerhaltigen Nahrungsmittel – durch ähnliche Mechanismen übrigens, die auch bei Drogenabhängigkeit eine Rolle spielen.

Bei ausgeprägter Esssucht und auch bei Frustessen entsteht häufig ein Teufelskreis – je mehr die Betroffenen verzehren, umso stärker wird ihr Verlangen nach weiteren Leckereien. Ähnlich wie bei Drogensucht.

Doch wie gerät diese Steuerung aus den Fugen? Stark fett- und zuckerhaltige Nahrung regt im Gehirn das Corpus striatum dazu an, Endorphine zu produzieren, die uns glücklich machen, und der Neurotransmitter Dopamin schenkt uns ein freudiges Belohnungsgefühl.

Gleichzeitig notiert Dopamin im präfrontalen Kortex wie immer, was lustversprechend ist, und fixiert diese Befriedigung mit dem Vermerk „Bitte bald wiederholen!"

Über diese Stimulation des Belohnungszentrums beeinflussen Endorphine, Dopamin und andere Stoffe unser Verhalten, indem sie sogar hormonelle Sättigungssignale überdecken. Anstelle der normal regulierenden Sättigungsbotenstoffe wie Leptin treiben diese zu weiterem Essen an und übernehmen die Kontrolle. Dabei soll unser Gehirn doch das Körpergewicht steuern, indem es signalisiert, wann wir essen müssen und wann es genug ist.

Auch Selbstbeherrschung scheint nur unzuverlässigen Erfolg mit sich zu bringen, selbst Diäten und Verzicht können diese Suchtmuster beim Essverhalten sogar noch verstärken. Schließlich muss man mit seiner ganzen Willenskraft den Kräften und Stoffwechseltricks des Gehirns widerstehen, die es im Verlauf der Evolution entwickelt hat. Oft genug steigert solch eine Diät das Verlangen nach Nahrung umso mehr, auch wenn man gezielt nur auf bestimmte Dickmacher, wie zum Beispiel die heißgeliebte Schokolade verzichtet.

Das kann auch nach hinten losgehen und der Entzug kann das Verlangen nach dem Essgenuss noch weiter steigern. Wissenschaftler der Universität Salzburg haben gemeinsam mit Kollegen der Universitäten in Freiburg und Ulm unsere süße Versuchung Nummer eins unter die Lupe genommen: Schokolade. Wie kein anderes Lebensmittel kann sie eine regelrechte Naschsucht auslösen.

Doch was passiert, wenn sich Schoko-Junkies Abstinenz auferlegen? Neunundzwanzig weibliche Schokoladensüchtige sollten eine Woche lang auf diese und andere Süßigkeiten verzichten. Die Teilnehmerinnen sollten vor und auch nach dem Verzicht angeben, ob angebotene Süßigkeiten das Verlangen danach auslösen oder eher frustrierten. Nach einer Woche der Abstinenz wirkte die Schokolade eindeutig nicht nur verlockender als vor dem Verzicht, der Anblick löste gleichzeitig Frustration aus. Demnach scheint der Verzicht auf heißgeliebte Süßigkeiten nicht sehr erfolgreich zu sein und obendrein noch ein schlechtes Gefühl zu verursachen.

Wie funktioniert normales Essverhalten?

Neurotransmitter signalisieren „Start" und „Stopp" für die Nahrungsaufnahme. Appetit anregende Hormone aus dem Magen-Darm-Trakt aktivieren neuronale Netzwerke im Hypothalamus, zu deutsch: Man verspürt Hunger. Diese Stoffe stimulieren gleichzeitig Belohnungszentren (Area tegmentalis ventralis im Mittelhirn und Corpus striatum im Großhirn) und steigern darüber den Genuss. Während wir essen und den Magen füllen, werden appetithemmende Botenstoffe wie Leptin und Insulin produziert. Das stoppt den Belohnungsreiz und die Esslust, wir fühlen uns gesättigt [16].

Übergewichtig und unersättlich?

Forscher wollten es nun genau wissen, wie extrem Esssucht ausfallen kann. Würde eine Ratte unter schmerzvoller Bestrafung weiternaschen? Die Tiere erhielten uneingeschränkten Zugang zu ihrem üblichen Futter. Doch die Versuchung lag darin, dass sie ihre Lieblingsnahrung Wurst, Kuchen und Schokolade an einem anderen Platz serviert bekamen. Mit einer grausamen Einschränkung – an diesem Platz erhielten sie schmerzhafte Elektroschocks. Sie wurden vor diesen Schmerzreizen durch ein Blitzlicht gewarnt. Nun zeigten sich Unterschiede im Verhalten: Die „vernünftigeren" Ratten liefen nach der Blitzlichtwarnung davon und gaben sich mit dem normalen Futter zufrieden. Andere Nager nahmen den Schmerzreiz in Kauf, ertrugen ihn und fraßen weiter, bis sie schließlich fettleibig geworden waren [17].

Der Neurowissenschaftler Barry Everitt von der University of Cambridge hatte vorher schon ähnliche Beobachtungen gemacht, allerdings nicht an fresssüchtigen, sondern an kokainsüchtigen Tieren. Es fand sich auch bei ihnen das charakteristische Suchtmerkmal der Unfähigkeit, ein schädliches Verhalten zu vermeiden. Die meisten übergewichtigen Menschen geben an, eigentlich weniger essen zu wollen. Doch das gelingt ihnen wider besseres Wissen nicht.

Bei den Übergewichtigen wurde festgestellt, dass die Belohnungssysteme nur noch gedrosselt auf die Nahrungsaufnahme reagieren. Was liegt dann nahe? Mehr zu essen. Und zwar möglichst zucker- und fetthaltige Nahrungsmittel, denn eine Kombination aus Fetten, Zuckern und hohem Kaloriengehalt maximiert die „Glückswirkung". Natürlich steigt darüber wiederum die Unzufriedenheit mit sich selbst und ein Teufelskreis entsteht. Das heißt also, je mehr Leckereien man zu sich nimmt, umso stärker wird das Verlangen danach, während die Befriedigung sinkt. Immer schwieriger wird es, die Esslust zu stillen. Und wenn sich Übergewichtige einer Diät unterziehen, kann das zu Verstimmungen bis zu Depressionen führen, was Entzugssymptomen entspricht.

Ist das also bereits Sucht? Nimmt die Gier nach Essen wie bei Alkoholikern und Rauschgiftabhängigen mit dem Konsum zu? Es scheint erwiesen, dass übermäßige Nahrungsaufnahme insbesondere von fett- und zuckerhaltigen Lebensmitteln dieselben Hirnregionen stimuliert wie Drogenkonsum. Nun streiten die Forscher darüber, ob es tatsächlich eine krankhafte Esssucht gibt, die zu Adipositas (Fettleibigkeit) führt. Mittlerweile gibt es Medikamente, die sowohl gegen Essstörungen als auch gegen Drogensucht helfen. Eines davon ist Rimonabant, es reduziert bei Rauchern das Verlangen nach Nikotin und zügelt zugleich den Appetit, ist aber von gefährlichen Nebenwirkungen begleitet und kann gravierende Depressionen auslösen. Ein hoher Preis für Abstinenz.

Oder ist Übergewicht doch eher durch Veranlagung bedingt? Der Molekulargenetiker Jeffrey Friedman der Rockefeller University New York stellte jedenfalls in Tierversuchen fest, dass Adipositas oft genetisch bedingt ist. Ein Gendefekt verhindert, dass das Sättigungshormon Leptin freigesetzt wird. Tatsächlich kommt Fettleibigkeit in bestimmten Familien mit genetisch bedingtem Leptinmangel häufig vor. Außerdem wurden unterdurchschnittlich wenige Dopamin-2-Rezeptoren im Striatum vorgefunden – das heißt, der Belohnungsstoff Dopamin kann nicht gut andocken [18].

Diese genetischen Veranlagungen kommen bei Übergewicht und eskaliertem Essverhalten mit ins Spiel, dennoch muss sicherlich auch der Suchtfaktor berücksichtigt werden. Selbst wenn Fettleibigkeit auf einer echten Nahrungsmittelsucht beruht und man Medikamente dagegen entwickelt, leben Esssüchtige meistens weiterhin in der Gesellschaft von Menschen, die ebenfalls zu viel essen. Unsere westliche Gesellschaft mit ihrem Überangebot an fett- und zuckerhaltigen Versuchungen machen es jedem Esssüchtigen schwer, von seinem Laster loszukommen. Solange das Umfeld verführerisch bleibt, ist Sucht schwer zu überwinden und Rückfälle sind vorprogrammiert.

Da hilft auch der Tipp nicht, dass Denken schlank macht. Denn das Gehirn verbraucht insgesamt zwar rund 20 Prozent unseres täglichen Kalorienbedarfs; dennoch sind die großen Denker nicht unbedingt schlank vor lauter Nachdenken. Und das liegt daran, dass Denken zwar

Kalorien erfordert, aber das Ausmaß ist ernüchternd: Auch angestrengtes Nachdenken oder Lernen lassen das Gehirn nur 1–2 Kalorien mehr pro Stunde verbrauchen.

Ein deutlich besserer Tipp lautet, bei suchtmäßigem Essverhalten mit aller Willenskraft Zucker und Junkfood zu meiden, soweit nur irgend möglich. Denn diese Nahrungsmittel bedingen den Teufelskreis eines nie endenden Appetits. Nur allzu kurz lassen diese minderwertigen Nahrungskomponenten die Belohnungshormone fließen, dann verlangt das Belohnungszentrum: „MEHR!" Man isst sich eher hungrig als zufrieden. Auch wenn es anfangs schwer fallen mag – wenn man seine Ernährung durch mehr Rohkost und gesunde Öle ergänzt, beginnt das Gehirn allmählich zu lernen, was wirklich satt macht. Vollkornprodukte und Nüsse leisten hier ebenfalls einen heilsamen Beitrag, die nicht enden wollende Esslust zu dämpfen. Manchmal sitzt auch ein ganz konkreter Übeltäter im Darm – nämlich Candida. Dieser Pilz verlangt ebenso energisch wie unersättlich nach Nahrung und lässt über das Appetitzentrum im Gehirn Zucker und leicht aufschlüsselbare Kohlehydrate fordern. Eine ärztliche Diagnose kann diesen Übeltäter orten, dann erfolgt in der Regel eine kohlehydratarme Ernährung und oft die begleitende Verabreichung von Nystatin (einem gut verträglichen Bakterium, das sich darauf beschränkt, diesen Pilz im Darm anzugreifen). Diese Behandlung sollte selbstverständlich nur auf Diagnose und Anordnung des Arztes erfolgen.

Endloser und suchtartiger Appetit kann generell durch eine Störung der Darmflora entstehen, und wie man diese wieder in Balance bringt, finden Sie in Kap. 8 („Gehirn und Darm – eine unbemerkte Kooperation").

8

Gehirn und Darm – eine unbemerkte Kooperation

Wir nennen das Gehirn hier aus gutem Grund „Glücksorgan". Aber es gibt noch ein weiteres, sekundäres „Glücksorgan" – und das ist der Darm. Inzwischen ist wissenschaftlich belegt, dass der Darm über seine Mikroben mit dem Gehirn kommuniziert und damit Angst- und Stressreaktionen beeinflusst. Aktuelle Untersuchungen beschäftigen sich daher nicht mehr bloß mit dem Einfluss der Darmbefindlichkeit auf körperliche Erkrankungen. Stattdessen rücken nun die Zusammenhänge zwischen dem Darmzustand und dem Risiko, an Angstzuständen oder Depressionen zu erkranken, ins Blickfeld der Mediziner.

Neue Studien zeigen, dass sogar Autismus mit dem Zustand der Darmflora in Verbindung stehen kann. Im Fokus ist nun auch der Anteil des Darms bei Erkrankungen wie Parkinson oder der bipolaren Störung.

© Springer-Verlag GmbH Deutschland, ein Teil von Springer Nature 2019
G. Rossbach, *Glücksorgan Gehirn,*
https://doi.org/10.1007/978-3-662-57729-5_8

Hier tun sich medizinisch gesehen Welten einer neuen Diagnostik und Behandlung auf.

Und ein Faktor belegt an dieser Stelle sehr konkret, dass auch der Darm die Bezeichnung „Glücksorgan" verdient. Zwar produziert unser Hirnstamm kleine Mengen Serotonin, unser Zufriedenheits- und Wohlbefindenshormon, doch die weitaus größte Menge dieses Hormons stellen spezielle Zellen des Darms her!

Somit kommt der Darm plötzlich zu großer Wichtigkeit. Doch wieso beeinflusst er das Gehirn und seine Funktionen? Wie können wir den Darm als kooperierendes Glücksorgan nutzen?

Immerhin ist unser Darm mit einer Gesamtoberfläche von unglaublichen 300–400 m² das mit Abstand größte Organ. Im Darm befindet sich ein Netz aus 100 Millionen Nervenzellen, das so genannte enterale Nervensystem. Es zieht sich von der Speiseröhre bis zum Enddarm. Dieses Netz an Nervenzellen wird häufig als „Bauchhirn" bezeichnet. Es ist von der Evolution her wesentlich älter als das Gehirn, diesem neurochemisch aber sehr ähnlich.

In diesem Gewebe beherbergen wir zahllose verschiedene Mikroorganismen. Deren Funktion liegt darin, uns bei der Verdauung zu helfen, uns vor Infektionen mit schädlichen Bakterien zu schützen und unser Immunsystem zu stärken.

Immer mehr stellt sich heraus, dass der Darm ein eigenständig funktionierendes Organ ist, das mit dem Gehirn und anderen Organen aktiv kommuniziert. Es ist vor allem der Vagusnerv, der das Gehirn mit den Organen und Eingeweiden verbindet und die gesamte Körpermitte durchzieht. Der Darm funkt darüber sozusagen die anderen Organe an und beeinflusst deren Stoffwechsel. Darüber vermag der Darm sogar Gefühlseigenschaften wie Mut oder Angst zu beeinflussen.

Und hier die große Überraschung: Auch wenn die Darmmikroben keinen direkten Kontakt zu den Nervenzellen herstellen, vermögen sie in der Tat genau die gleichen Neurotransmitter zu bilden wie die Gehirnzellen, beispielsweise Dopamin, Serotonin oder Gamma-Aminobuttersäure (GABA)! Außerdem verfügen sie über Rezeptoren, „Antennenmoleküle" auf der Zelloberfläche, welche die Botenstoffe identifizieren. Genau wie das Gehirn [19].

Funkverkehr mit dem Gehirn mittels „LAN-Kabel" für die Darmbakterien? Genau das bietet tatsächlich das enterische Nervensystem. Dieses ENS ist ein Nervengeflecht, das die Darmwände durchzieht und unter anderem mit dem Vagusnerv kommuniziert. Das ENS besitzt zahlreiche Sensoren, welche die von Darmbakterien produzierten Neurotransmitter erkennen. Studien an Mäusen legen nun nahe, dass die Darmbakterien die gleiche Botenstoffsprache wie das Gehirn benutzen und sich des ENS als eines „LAN-Kabels" bedienen.

8.1 Schlüsselfunktion Darmflora

Und was können wir für die Bestversion des „Darmgehirns" tun? „Gesunde Ernährung ist die einfachste Art, sein Mikrobiom zu beeinflussen und Entzündungen im Darmbereich einzudämmen", sagt Psychiaterin Emily Deans von der Harvard Medical School. Ihrer Meinung nach ist dies bei der Behandlung seelischer Störungen ebenso wichtig wie Medikamente und Psychotherapie – das zeige ihre Erfahrung mit Patienten.

Auch in den Medien spricht es sich herum, dass Darmflora und Darmgesundheit einen erstaunlich großen Einfluss auf unser Gehirn und auch auf die Psyche haben.

Das folgende Ergebnis der aktuellen Studien dürfte Sie am meisten verblüffen: Es besagt, dass 90 Prozent der Informationen von Darm und Bauch aus zum Gehirn *hinauf* geschickt werden, und nur 10 Prozent vom Gehirn *hinab* in Bauch und Darm! Das Gehirn empfängt also weitaus mehr Information von unten, als es in den unteren Körperbereich liefert. Man fragt sich unwillkürlich, wer denn nun eigentlich Regie in unserem System führt.

Was da genau an Informationen nach oben geliefert wird und den Hirnstoffwechsel und die Stimmung beeinflusst, befindet sich noch in der Forschung, aber etliche Details sind schon entschlüsselt. Wenn der Darm zum Beispiel Gifte „nach oben" meldet, veranlasst das Gehirn, dass das enterische Nervensystem, das Bauchhirn, motorische Reflexe auslöst und man sich erbricht.

Die Nervensysteme in Gehirn und Darm besitzen die gleichen Rezeptoren und reagieren daher auf die gleichen Botenstoffe. So beeinflussen einige Medikamente oder auch beispielsweise Koffein sowohl das Kopfhirn als auch das Bauch- beziehungsweise Darmhirn gleichermaßen.

Durch Botenstoffe steuert das Gehirn über das vegetative Nervensystem bei wichtigen Situationen natürlich auch den Darm: Vor einer Prüfung alarmiert das Gehirn den Darm, der wird aktiv und man muss zur Toilette. Bei Gefahr veranlasst das Gehirn jedoch genau das Gegenteil, es definiert eine Fluchtsituation und bereitet den Körper auf Weglaufen vor. Hier unterdrückt es einen Stuhlgang.

8.2 Darm, Angst und Depression

Reizmagen, Reizdarm, Blähungen, Sodbrennen, Übelkeit oder simple Bauchschmerzen können einfach Ausdruck einer psychisch-emotionalen Überlastung sein. Doch auch der Umkehrschluss ist möglich.

Denn es fällt in medizinischen Statistiken auf, dass viele Menschen mit Reizdarm oder mit Reizmagen überdurchschnittlich oft an Migräne, Schlafstörungen und auch an psychischen Störungen leiden. Immer wieder werden in diesem Zusammenhang depressive Störungen und Angststörungen diagnostiziert. Darmflora aus dem Lot – Psyche aus dem Lot? [20]

Auch Hirnforscher Christof Schöfl hat herausgefunden, dass der Darm das Gehirn vermutlich ganz direkt beeinflusst. Laut Schöfl reagiert das Gehirn so stark auf die Art der Darmbakterien, dass diese – je nachdem – sogar Mut oder Ängstlichkeit auszulösen vermögen. Die gute Nachricht ist, laut einer neuen amerikanischen Studie des internationalen *Journal Proceedings of the National Academy of Sciences,* dass ganz bestimmte Darmbakterien das Potenzial haben, die Neurochemie des Gehirns auch positiv zu verändern und sogar Störungen, die mit Ängsten, Unruhe oder Depressionen verbunden sind, zu therapieren.

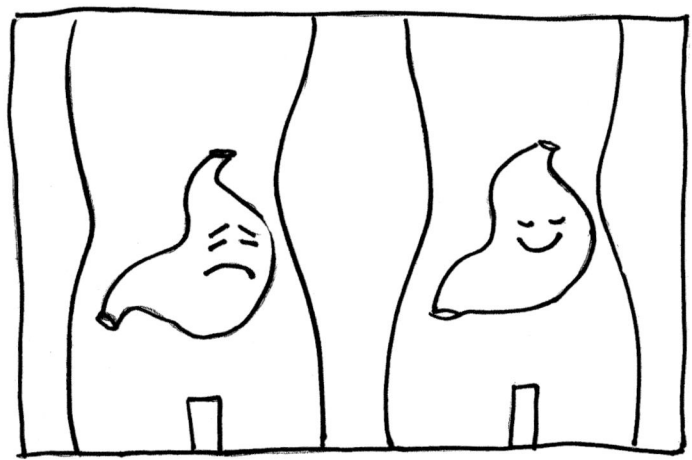

© Gabriele Rossbach

Darmbakterien wirken sich also ebenso wie Probiotika, die man als Nahrungsergänzungsmittel gezielt zuführen kann, auf die Psyche aus [21].

Nach neuen wissenschaftlichen Erkenntnissen mildern bestimmte probiotische Bakterien Depressionen ab:

Dr. Javier Bravo und Prof. John Cryan (Alimentary Pharmabiotic Centre am University College Cork) haben Untersuchungen an Mäusen durchgeführt. Diese wiesen nach, dass Mäuse, die mit **Lactobacillus rhamnosus JB-1** gefüttert wurden, signifikant weniger Stress, Unruhe und depressives Verhalten zeigten als Mäuse, die mit Fleischbrühe gefüttert wurden.

Die regelmäßige Fütterung der Labormäuse mit diesem Laktobazillus-Stamm zeigte unter anderem positive

Veränderungen der Rezeptoren für den Neurotransmitter GABA im Gehirn. Diese Information kann für Hochsensible und Menschen, die sich reizüberflutet fühlen, sehr nützlich sein. Gamma-Amino-Buttersäure ist ein Neurotransmitter mit angstlösender Wirkung. Der menschliche Körper produziert den Eiweißstoff Gamma-Aminobuttersäure im Darm, im zentralen Nervensystem, der Bauchspeicheldrüse und im Gehirn. GABA dient dem Körper als natürliches Entspannungsmittel und wirkt beruhigend auf das Nervensystem. Es ist ein hemmender Botenstoff, der dafür sorgt, dass im Nervensystem ankommende Reize langsamer oder gar nicht weitertransportiert werden. Der Reiz wird also geschwächt, eine Überreizung und Reizüberflutung verhindert. Dadurch wirkt GABA beruhigend und entspannend (auch muskelentspannend) auf den Körper [22].

Innere Unruhe, Verstimmungen oder Schlafstörungen können mit diesem Botenstoff natürlich gelindert oder oft sogar auch behoben werden. Viele, die nicht gut schlafen, haben nachweislich einen zu niedrigen Spiegel des Neurotransmitters GABA. Dieser Nachweis, dass es Insomniepatienten an GABA im Gehirn mangelt, ließ sich von Dr. John W. Winkelmann aus Boston klar belegen.

Falls Schlafstörungen konkret auf einen Mangel dieser Aminosäure GABA zurückzuführen sind, kann durch Einnahme des oben genannten Darmbazillus Lactobacillus rhamnosus der Hirnstoffwechsel so positiv beeinflusst werden, dass der GABA Gehalt wieder für Gelassenheit und guten Schlaf ausreicht. Ein Medikament mit GABA könnte sich damit erübrigen.

In einem Artikel über wenig bekannte Ursachen von Angst und Depressionen schlussfolgert auch Dr. Mutschler, dass die Psyche insgesamt erheblich profitiert, wenn der Darm gesund ist.

Mut und Angst – im Darm? Dem gingen die Forscher weiter nach. Sie besiedelten den Darm ihrer Versuchs-mäuse mit Bakterien von Artgenossen mit einem ent-gegengesetzten Charakter und Verhalten. Also erhielten die mutigen Mäuse die Darmflora der ängstlichen und umgekehrt. Es stellte sich heraus, dass die eher passiven Nager durch „Draufgängerbakterien" ihrer tollkühnen Kollegen deutlich aktiver und risikofreudiger wurden. Umgekehrt dito!

Ein Zitat aus Spiegel online zu diesen Zusammen-hängen möchte ich Ihnen zu Ihrer Erheiterung nicht vorenthalten; mit „Kollegen" sind hier Darmbakterien gemeint [23]:

> Die Kollegen im Darm könnten sogar unser Verhalten steuern. In einem denkwürdigen Experiment verpflanzten Forscher ängstlichen Mäusen die Darmflora mutiger Tiere. Die Angsthasen-Mäuse trauten sich danach tatsächlich mehr. Trotzdem lohnt es sich noch nicht, Jagd auf den Stuhl tapferer Feuerwehrmänner zu machen: Mäuse sind keine Menschen.

Worüber wir da schmunzeln, ist nicht einmal mehr Zukunftsmusik. Tatsächlich praktiziert die Schulmedizin neuerdings mit hervorragenden Erfolgen eine Therapie bei chronisch-entzündlichen Darmkrankheiten, die bei vielen den spontanen Ausruf „Igitt, wie eklig!" hervorruft. Und was tun die Ärzte? Sie injizieren eine erhebliche Portion Stuhlgang gesunder Menschen auf kürzestem Weg in den Darm der Erkrankten, damit sich hier die Darmbesiedelung angleicht. Denn bisher gibt es dazu noch keine Alternative, die Darmflora eines Gesunden so vollständig in den Darm eines Kranken zu bringen. Oft wird bereits mit lediglich 1–2 Transplantationen von Stuhl eine chronische und schwerwiegende Reizdarmerkrankung geheilt.

Im Gegensatz dazu wirkt die Einnahme der heilsamen Probiotika zwar ebenfalls gesundheitsfördernd, deren Wirkung verliert sich aber wenige Monate nach der Einnahme. Das heißt, dass sich aus bisher nicht bekannten Gründen die oral eingenommenen Probiotika nicht dauerhaft im Darm ansiedeln und immer weiter eingenommen werden müssen, wohingegen eine 1- bis 2-malige Stuhltransplantation von Dauer ist.

8.3   Darm und Hirnstoffwechsel

Die Wissenschaft steckt noch in den Kinderschuhen, was die Wechselwirkungen zwischen dem Zustand des Darms und dem Hirnstoffwechsel betrifft, hier können wir uns noch auf weitere Überraschungen gefasst machen. Jetzt schon ist der Einfluss der Darmflora auf den Hirnstoffwechsel und auf die Psyche wirklich verblüffend, die Darmgesundheit ist also für unser gesamtes Wohlbefinden und für das Immunsystem bedeutsam.

Für das Gehirn sind in diesem Zusammenhang sämtliche Aminosäuren wichtig. Sie gelten aber auch für alle anderen Körperfunktionen als funktionsverbessernd und fungieren für uns als Anti-Aging-Komponenten. An dieser Stelle seien 3 der besonders wichtigen Anti-Stress- und Anti-Aging-Stoffe für das Gehirn nochmals besonders hervorgehoben.

GABA, Phosphatidylserin und Methionin

Wenn Sie sich als hypersensibel bezeichnen würden, oder vielleicht auch unter Schlafstörungen und nervöser Reizbarkeit leiden, können die folgenden drei Neurotransmitter besonders interessant für Sie sein:

Neben **GABA** ist die essentielle Lipidverbindung **Phosphatidylserin** und die schwefelhaltige Aminosäure **Methionin** wichtig für beste Hirnfunktionen sowie für innere Gelassenheit und Belastbarkeit. GABA und Phosphatidylserin wirken reizreduzierend und senken auch den Pegel des Stresshormons Cortisol, das Schlafstörungen verursacht. Alle drei Botenstoffe gelten als demenzvorbeugend, sie wirken schlafverbessernd, beruhigend, antidepressiv, und sie optimieren den Hirnstoffwechsel insgesamt.

Phosphatidylserin findet sich vor allem in Innereien, Hering und Makrele. Als Nahrungsergänzungsmittel wird Phosphatidylserin aus Soja gewonnen.

GABA ist zwar in vielen Lebensmitteln enthalten, gelangt jedoch nur teilweise durch die Blut-Hirn-Schranke. In hoher Konzentration findet sich GABA in grünem Tee, in Nüssen, Bananen, Linsen, Hafer, Vollkornprodukten und in Gemüse wie Brokkoli und Spinat sowie in Heilbutt.

Doch es ist die Darmflora, die die Schlüsselfunktion für den ausreichenden Gehalt von GABA im Gehirn besitzt, denn sie liefert die Grundstoffe, aus denen das Gehirn GABA herstellt. Daher ist dem gesunden Darm Beachtung zu schenken: Neben der Einnahme von Probiotika empfiehlt sich vor allem frisches rohes Sauerkraut, außerdem fermentierter Käse wie Brie, ansonsten auch Bio-Naturjoghurt. Sie enthalten besonders viel GABA und fördern unsere besten Darmbakterien, welche durch optimale Vorstufenlieferung die GABA-Produktion im Gehirn deutlich steigern.

Methionin wirkt nicht nur im Gehirn, es gilt zudem als stark entzündungshemmend und kann Arthrose und Gelenkknorpelabbau entgegenwirken. Methionin ist in Paranüssen, Fisch und Eiern enthalten.

> **Tipp**
>
> Mehr zum Thema finden Sie unter anderem unter https://www.gesundheit.de/ernaehrung/naehrstoffe/essentielle-aminosaeuren.

8.4 Darmflora-Doping

Nicht nur bei Mäusen, sondern auch beim Menschen zeigen bestimmte Probiotika eine positive Wirkung.

Der Neurobiologe Emeran Mayer von der University of California ließ im Jahr 2013 12 gesunde Frauen 4 Wochen lang täglich 2 probiotische Joghurt-Milchgetränke zu sich nehmen. In der ersten Kontrollgruppe konsumierten

11 Frauen nur probiotischen Joghurt, in der zweiten Kontrollgruppe ernährten sich 13 Frauen ohne irgendwelche speziellen Anweisungen. Ergebnis der Studie: Die Joghurtkonsumentinnen waren emotional gelassener. Markant waren auch die Ergebnisse im Kernspintomographen, hier wich die Probiotikagruppe ebenfalls klar von den anderen Probandinnen ab und zeigte in vielen Hirnarealen andere Aktivitätsmuster. In einer weiteren Studie erreichten Patienten mit Reizdarmsymptomen eine Besserung durch das Darmbakterium Bifidobacterium infantis. Auch bei dieser Studie gab es Hinweise darauf, dass einige Darmbakterien Depressionen und Burn-out-Syndrome lindern können. Als unangefochtener „Superstar" unter den stimmungsverbessernden Darmbakterien erwies sich hier wieder der bereits erwähnte Lactobazillus rhamnosus.

Auch die spannenden Forschungsergebnisse bei den in Abschn. 8.2 erwähnten Mäusen legen nahe, die psychische Verfassung ebenso bei uns Zweibeinern durch eine rundum gute und toughe Darmflora zu dopen. Was also können wir tun? Eine förderliche Ernährung und die Einnahme hochwertiger Probiotika können die Darmflora – und die damit verbundene Stimmung – in Bestform bringen!

Die Förderung der „guten" Darmbakterien ist simpel: Essen Sie sich gesund!

- Goldene Regel: je weniger verarbeitet die Lebensmittel sind, desto gesünder. Also viel Rohkost und Nüsse verzehren! Das vermindert die unguten Darmbakterien, Fäulnisbereiche oder Pilze, die im feuchten Milieu des Darms gedeihen können. Und Rohkost „schrubbt" den Darm sauber von solchen unliebsamen Mitbewohnern.

- Nicht direkt zu unverarbeiteter Rohkost gehören die milchsauer vergorenen oder fermentierten Lebensmittel wie zum Beispiel rohes Sauerkraut. Ungekocht und frisch verzehrt fördert gerade Sauerkraut oder fermentierter Sauerkrautsaft die gesunde Darmflora wie kein anderes Lebensmittel und tötet gleichzeitig krankheitserregende Keime im Darm ab. Außerdem ist rohes Sauerkraut oder Sauerkrautsaft kalorienarm und enthält viel natürliches Vitamin C. Öfter mal ein Glas Sauerkrautsaft oder eine Handvoll frisches Sauerkraut bewirken kleine Gesundheits- und Fitnesswunder!

- Reduzieren Sie außerdem Zucker, denn alle Arten von Zucker nähren die „schlechten" Bakterien in der Darmflora. Diese verdrängen dann die „guten" Darmbakterien. Das gleiche gilt für Weißmehl, das nur leere Kalorien enthält. Man kann damit köstliche Kuchen backen und genießen, sollte aber auch immer ein bisschen für gesunden Ausgleich sorgen.

Meiden Sie Antibiotika wenn möglich, denn die „guten" Darmbakterien, die zudem maßgeblich zum Immunsystem beitragen, werden dadurch abgetötet. Mussten Sie doch einmal Antibiotika nehmen, dann regenerieren Sie Ihre Darmflora danach am besten durch langfristige Einnahme hochwertiger Probiotika (s. auch [20]).

9

Lachen ist Gehirnjogging

Das Glück kommt zu denen, die lachen.
(Japanisches Sprichwort)

Das Gehirn ist ein Wunderwerk, das aufgrund seiner Komplexität noch viele Geheimnisse birgt. Zu seinen ungewöhnlichsten Phänomenen gehört das Lachen.

Unser Gehirn liebt es über alles, von Komik „gekitzelt" zu werden und ein zwerchfellerschütterndes Lachen zu veranlassen. So kitzelig wie wir nämlich unter den Füßen sind und loskichern, wenn wir dort gekitzelt werden, genauso kitzelig ist unser Gehirn, wenn es von mentalen Impulsen oder Eindrücken gekitzelt wird, die es witzig findet. Und das Lachen genießt unser Gehirn, unsere Seele und unser ganzer Körper.

© Springer-Verlag GmbH Deutschland, ein Teil von Springer Nature 2019
G. Rossbach, *Glücksorgan Gehirn,*
https://doi.org/10.1007/978-3-662-57729-5_9

Wir alle mögen es, laut loslachen zu müssen. Manchmal gibt es bekanntlich Situationen, in denen es extrem deplatziert wirkt, wenn wir lachen würden. Und doch ist es den meisten von uns schon passiert, dass uns ausgerechnet dann etwas derart unwiderstehlich und machtvoll erheitert, dass wir fast implodieren, während wir das Lachen zu unterdrücken versuchen. Wobei gerade der Versuch, den Lachanfall zu unterdrücken, diesen geradezu unermesslich steigern kann. Bis wir doch prustend herausplatzen.

Gegen den eigenen Willen einen Lachanfall zu bekommen, gehört trotz dieses Widerstands zu den witzigen und positiven Situationen eines Tages. Und wie mitreißend kann es für andere sein, wenn jemand einen solchen unpassenden Lachanfall trotz aller Bemühung einfach nicht zu bändigen vermag und sich leise schüttelt vor Lachen, um schließlich mit hochrotem Kopf herauszuplatzen und zu lachen, bis ihm die Tränen über die Wangen laufen …

Wie unpassend das auch immer erscheinen mag, kaum jemand kann solch einem „Übeltäter" böse sein, stattdessen steckt der vom Lachanfall überrumpelte meistens noch einige andere an – und letztlich sind alle irgendwie erheitert. Beerdigungen einmal ausgenommen, findet ein solcher Lachanfall meist Duldung bis Wohlwollen. Auf jeden Fall ist ein solcher Lachanfall wider Willen nur dem Menschen möglich, wobei immerhin etliche Tierarten, sogar Mäuse, als Reaktion auf Kitzeln kichern können.

Da wir Menschen grundsätzlich alles gern erforschen, untersuchen wir natürlich auch das Lachen, und die entsprechende Lachforschung nennt sich Gelotologie. Hier wird ernsthaft untersucht, welche zerebralen Mechanismen am Lachen beteiligt sind. Die folgenden Ergebnisse einer Studie sind im wissenschaftlichen Magazin *Cerebral Cortex* erschienen (http://doceroh/searchy?p=990__a:201 20418120822-YG).

Eine Forschungsgruppe der Anatomie an der Universität Freiburg hat gezeigt, dass das Lachen teilweise von primitiven Teilen des Gehirnes ausgelöst wird. Diese Resultate und aktuelle Tierversuche implizieren bereits, dass auch andere Lebewesen lachen können. Das Lachen vor Vergnügen wird sowohl bei Babys als auch bei Säugetieren wie Affen und Mäusen (nur im Ultraschallbereich hörbar) zum Beispiel durch Kitzeln hervorgerufen.

Doch mit höher entwickeltem Gehirn kann auch durch komische Situationen oder durch Witze ein unwiderstehliches Lachen ausgelöst werden. Dr. Elise Wattendorf (Arbeitsgruppe Prof. Marco Celio, Anatomie) hat Ergebnisse aus dem Magnetresonanztomographen ausgewertet. Sie zeigen, dass die beteiligten Schaltkreise bei Menschen und Tieren größtenteils übereinstimmen.

Allerdings aktiviert humorinduziertes Lachen, zum Beispiel über die Absurdität eines Witzes oder über zwerchfellerschütternde Ironie, zusätzlich noch ein präfrontales Hirnareal im Stirnbereich. Damit wir etwas witzig finden, checkt das Gehirn – nach einer Analyse der Information im Sprachzentrum – ob eine Information oder Handlung mit unseren üblichen Vorstellungen zum Thema im Einklang steht. Ist dies nicht der Fall, findet das Gehirn das einen Augenblick lang irritierend und dann – höchst amüsant. Die Absurdität oder Übertriebenheit in einer Situation scheint also bei uns Menschen ein bestimmtes intelligentes Hirnareal in Stirnbereich zu „kitzeln", woraufhin wir uns dann ausschütten (genaugenommen: ausschütteln) vor Lachen. Ein echtes Lachen, das uns schüttelt, wirkt auf jeden Fall angstlösend, es aktiviert die Sauerstoffzufuhr, reinigt die Leber und verstärkt die Durchblutung des ganzen Körpers. Es befreit augenblicklich von jeder Art Stress und flutet uns ausgiebig mit Wohlfühlhormonen.

„Lachen ist die beste Medizin", sagt schon ein altes Sprichwort. Und „Lachen tötet die Furcht", heißt es in Umberto Ecos großartigem Roman „Der Name der Rose". Auch das ist ein wahres Wort, denn Lachen und Angst gehen auf neuronaler Ebene nicht zusammen.

Der US-amerikanische Neurologe William Fry stellte fest, dass ausgiebiges Lachen zu einem Abbau von Stresshormonen wie Corticoiden und Catecholaminen führt.

Nach wenigen Minuten des Lachens stellt sich eine anhaltende Entspannungsphase ein: Der Herzschlag verlangsamt sich und verbleibt auf einem niedrigen Niveau. Dabei entspannt sich die Muskulatur der Arterien, so dass sich das Gefäßvolumen erhöht: Der Blutdruck wird dadurch längerfristig reduziert. Auch das Zwerchfell ist intensiv gelockert und entspannt, was eine tiefere Atmung mit sich bringt.

Sogar die Schmerzempfindlichkeit wird durch Lachen herabgesetzt. Paul McGhee, ein Pionier der Lachforschung, hat herausgefunden, dass sich die Schmerzgrenze nach oben verschiebt, wenn die Versuchspersonen ein lustiges Video ansehen.

Beglückend wirkt intensives Lachen auch dadurch, dass Endorphine produziert werden, jene Glückshormone, die euphorisch machen.

Lachen macht einfach gesund und fröhlich. Lee Berk und seine Mitarbeiter beobachteten, dass die Zirkulation gewisser Immunsubstanzen nach einem Lachanfall noch stundenlang erhöht ist. Die Zahl der T-Lymphozyten steigt an, die Aktivität und Anzahl der natürlichen Killerzellen ist erhöht und die Antikörper der Immunglobulin-A-Klasse vermehren sich. Auch Gamma-Interferon, das die Zellen normalerweise nur zur Bekämpfung einer Virusinfektion ausschütten, ist im Blut nach ausgiebigem Lachen vermehrt nachweisbar. Diese Immunreaktionen sind eine Erklärung dafür, dass fröhliche und heitere Menschen seltener erkranken.

Forscher haben mittlerweile eine ausgiebige Liste über die Wirkung des Lachens aufgestellt:

- Lachen erhöht die Sauerstoffzufuhr für Gehirn und Körper. Es steigert dadurch die Konzentrationsfähigkeit und körperliche Fitness.
- Lachen lockert und entspannt die Muskulatur des gesamten Rumpfbereichs.
- Regelmäßiges Lachen stärkt das Immunsystem.
- Der Körper schüttet beim Lachen Glückshormone aus. Die ausgeschütteten Endorphine wirken entzündungshemmend und schmerzstillend.
- Lachen regt die Verdauung und den gesamten Stoffwechsel an.
- Lachen löst Stress und Angst.

- Lachen entspannt seelisch und steigert das Wohlbefinden.
- Studien belegen, dass häufiges Lachen einem Herzinfarkt oder Depressionen vorbeugt.
- Lachen lässt sympathisch wirken, ein lachender Mensch wird als attraktiver wahrgenommen.
- Lachen baut Spannung und Hemmungen ab, es bricht das Eis.
- Lachen signalisiert „Entwarnung" und erzeugt Nähe.

Also genügend triftige Gründe, gern und viel zu lachen. Und hier ein kleiner Trick, der für Sie in jeder Stimmung funktioniert: Lächeln Sie ab und zu einmal ganz ohne Grund. Denn beim Lächeln drückt der Gesichtsmuskel zwischen Wange und Auge genau auf den Nerv, der unserem Gehirn eine fröhliche Stimmung signalisiert.

Das Gehirn glaubt dem Nerv und meint, dass gute und lustige Dinge vor sich gehen! Was macht es? Es erzeugt Wohlfühlhormone. Sie können den sanften Effekt dieser Wechselwirkung sofort ausprobieren: Lächeln Sie jetzt einfach mal. Allein schon darüber, wie leicht sich Ihr kluges Gehirn manchmal auch überlisten lässt.

Sogar wenn Sie eine Minute lang künstlich lächeln, kann Ihr Stress gesenkt werden. Gelingt es Ihnen sogar, mit einem frohen Gefühl im Herzen zu lächeln – also ungekünstelt –, wird noch eine kleine Portion mehr an Glückshormonen freigesetzt und die Stimmung steigt.

Seitdem bekannt geworden ist, dass man sein eigenes Gehirn mit dieser Strategie überlisten kann, haben sich sogar Lach-Yoga-Kurse etabliert, bei denen sich Menschen zusammenfinden, um ohne Grund herzhaft miteinander zu lachen.

Alles in allem ist das Lachen ein Gesundbrunnen, den wir im Alltag nutzen sollten. Wem es gelingt, oft und herzhaft zu lachen, setzt einen positiven Prozess für seine Gesundheit und seine Laune in Gang.

Sollten Sie nun Lust auf etwas Erheiterung bekommen haben, ist hier vielleicht etwas dabei, das Ihren frontalen Kortex zu kitzeln vermag und Ihnen ein Schmunzeln entlockt.

- „Heute habe ich mich summend neben eine Mücke gesetzt, damit *die* mal nicht einschlafen kann."
- „Ich konnte es nicht fassen. Mein Nachbar hat tatsächlich noch um 3 Uhr nachts bei uns geklingelt. Mir wäre fast die Bohrmaschine aus der Hand gefallen!"
- „129% der Leute übertreiben völlig!"
- „Wie nennt man einen alten Schneemann? – Pfütze."
- „Geht eine hochschwangere Frau in die Bäckerei und sagt: ,Ich bekomme ein Brot.' Darauf die Bäckerin kopfschüttelnd: ,Sachen gibt's!'"
- „Wir essen jetzt Tante Berta. (Satzzeichen können Leben retten!)"
- „Zwei Elefanten sehen zum ersten Mal einen nackten Mann. Sagt der eine Elefant zum anderen: ,Wie kriegt der eigentlich das Essen in den Mund?'"
- „Patient: ,Herr Doktor, ich vergesse immer alles.' Doktor: ,Seit wann haben sie das?' Patient: ,Seit wann habe ich was?'"
- „Was verursacht gemischte Gefühle? – Wenn die Schwiegermutter mit deinem neuen BMW rückwärts auf eine Klippe zufährt."

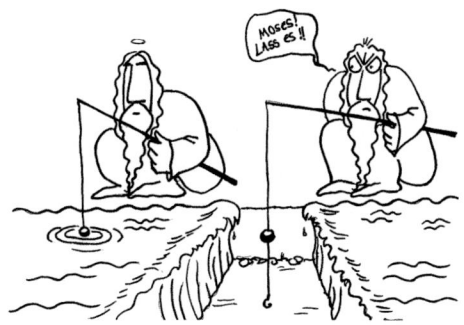

© Gabriele Rossbach

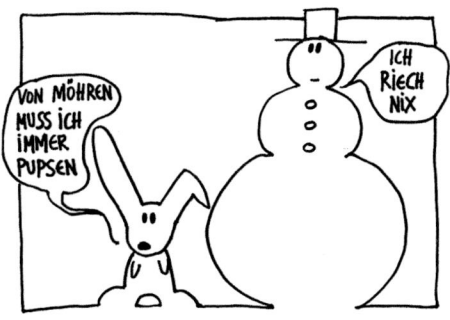

© Gabriele Rossbach

10

Gehirndoping Schlaf

Warum muss der Mensch über ein Drittel seiner Lebenszeit in einer Art Bewusstlosigkeit verbringen?

Wissenschaftler zerbrechen sich darüber schon lange den Kopf. Sie können die Schlafphasen und die Hirnströme gut beschreiben, aber ergründet haben sie den Schlaf bisher nicht.

10.1 Weshalb schlafen wir überhaupt?

Allan Rechtschaffen, ein Pionier der Schlafforschung, sagte 1978 etwas ratlos: „Sollte der Schlaf keine grundlegende lebenserhaltende Funktion haben, wäre er der größte Irrtum der Evolution." Doch, die hat er definitiv, die grundlegende lebenserhaltende Funktion. Denn nach

© Springer-Verlag GmbH Deutschland, ein Teil von
Springer Nature 2019
G. Rossbach, *Glücksorgan Gehirn,*
https://doi.org/10.1007/978-3-662-57729-5_10

einem kompletten Schlafentzug von etwa 3 Monaten stirbt ein Mensch. Es handelt sich also nicht um verlorene Lebenszeit, sondern um lebenswichtiges Auftanken für das Gehirn und den gesamten Körper.

Auch für das Lernen und Erinnern ist Schlaf unerlässlich. Schlafmangel macht uns vergesslich und lässt uns unter dem Stresshormon Cortisol zwar unsere Basisfunktionen ausüben, doch Schlafentzug ist nicht nur eine der größten Fehlerquellen, sondern auch einer der schlimmsten Feinde des Gehirns, des Stoffwechsels und der Regeneration des Organismus.

Doch Schlaf ist nicht gleich Schlaf. In den verschiedenen Schlafstadien unterscheiden sich die Frequenzen der Hirnwellen sehr stark voneinander. Im erholsamen Tiefschlaf dominieren sehr langsame Delta-Wellen, bei leichterem Schlaf steigt die Frequenz wieder an. In Schlafphasen, die durch schnelle Augenbewegungen gekennzeichnet sind und daher als REM-Schlaf (kurz für „rapid eye movement") bezeichnet werden, treten meist Theta-Wellen auf. In diesen Schlafphasen träumen wir häufig – und haben intensive Erlebnisse, die denen im Wachzustand ähneln.

Deutlich höher sind die Frequenzen im Wachzustand. Hier zeigt das EEG Alpha- und Beta-Oszillationen mit Frequenzen von etwa 10 beziehungsweise etwa 20 Hertz. Sind wir besonders aufmerksam, treten die noch schnelleren Gamma-Oszillationen auf. Sie finden sich zum Beispiel bei starker Konzentration, intensiven Lernprozessen oder in tiefer Meditation (Abb. 10.1).

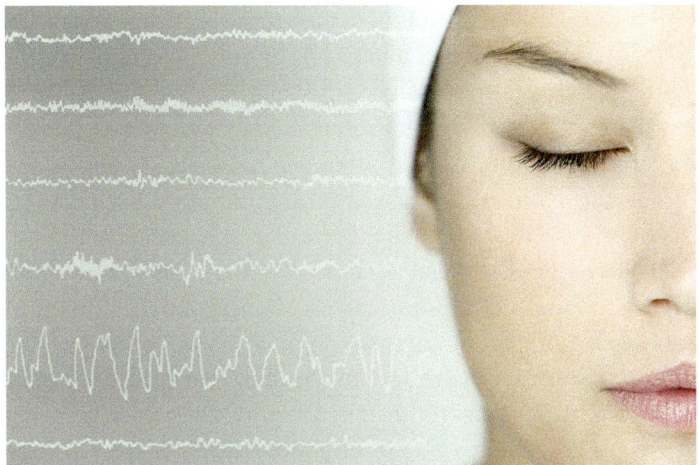

Abb. 10.1   © RFBSIP/stock.adobe.com

Schlaf und Kreativität

War Einsteins Gewohnheit, stets 12 Stunden zu schlafen, das Geheimnis seiner kreativen Genialität?

„Den Seinen gibt's der Herr im Schlaf", heißt es schließlich in der Bibel. Und auch wir praktizieren vor wichtigen Entscheidungen gern die Regel: „Erstmal eine Nacht drüber schlafen." Auch wenn wir kreativ sein müssen oder auf einen Geistesblitz warten, beflügelt Schlaf unsere Leistung.

Das Team der Schlafforscher Jan Born und Ullrich Wagner der Universität Lübeck ließ die Hälfte ihrer Probanden 8 Stunden schlafen, nachdem sie eine schwierige mathematische Aufgabe zu lösen hatten. Tatsächlich galt es, eine abstrakte Regel herauszufinden, welche die Lösung der Aufgaben ermöglichte.

13 von 22 Teilnehmern der Gruppe mit acht Stunden Schlaf fanden die Regel heraus, doch in der Kontrollgruppe ohne Schlaf waren es lediglich 5 von 22 Teilnehmern. Auch nach mehrmaliger Wiederholung dieses Versuchs blieb das Ergebnis konstant.

An der University of California in San Diego untersuchten Schlafforscher die Wirkung des Schlafs auf das schöpferische Potenzial der Probanden. Besonders der REM-Schlaf, die traumreichen Schlafphasen, die mit schnellen Augenbewegungen einhergehen, fördern den Ideenreichtum. Hirnregionen wie der präfrontale Kortex, eine wichtige Kontrollinstanz im Wachbewusstsein, ist dann ausgeschaltet. Daher können wir verrückte Träume haben, die von unserer inneren Kontrolle nicht beanstandet werden. Solch wildes und manchmal wirres Traumgeschehen lässt das Gehirn Informationen verknüpfen, die wir unter rationaler Kontrolle nicht zusammengefügt hätten. So lösen wir manche Probleme eben einfach im Schlaf.

Multifunktionalität des Schlafs

Schlaf dient nicht nur einem Zweck. Tatsächlich optimiert Schlaf etliche biologische Faktoren gleichzeitig – begonnen bei der Stärkung des Immunsystems über die Fähigkeit, zu lernen und uns etwas zu merken und das hormonelle Gleichgewicht unserer wichtigen Botenstoffe bis hin zur emotionalen und psychischen Gesundheit. Außerdem wird das Gehirn von toxischen Proteinabfällen gereinigt.

Wenn Schlafentzug gefährlich wird
Massiver Schlafentzug gilt als Folter. Nach 96 Stunden Schlafentzug setzen zahlreiche körperliche und psychische Störungen ein, und ab diesem Zeitpunkt können Langzeitfolgen wie dauerhafte Schlafstörungen und Persönlichkeitsveränderungen eintreten. Zu kurzer Schlaf hindert das Gehirn und das Immunsystem daran, sich zu regenerieren. Krebsfördernde Stoffe werden nicht abgebaut und das Herz-Kreislauf-System nicht entspannt. Hoher Blutdruck, Diabetes und Krebs können die Folge sein.

Tödlicher Schlafentzug
Carol Everson, Mitarbeiterin am Medical College of Wisconsin, lieferte 1989 den Beweis für die lebenswichtige Funktion des Schlafs. Sie hinderte Ratten daran, zu schlafen, und diese starben nach 4 Wochen. Woran die Nager jedoch genau starben, weiß man bislang nicht.

Bei Menschen wurde der Tod durch Schlafmangel selten beobachtet. Doch es gibt eine Erbkrankheit, der so genannte „tödliche familiäre Schlafmangel", welcher schrittweise zu psychischen Störungen, dann zum physiologischen Burn-out und schließlich zum Tod führt.

Ein 53-jähriger Mann, der unter dieser sich zunehmend manifestierenden Erbkrankheit litt, verstarb innerhalb weniger Monate an dieser unheilbaren Schlaflosigkeit, ohne dass das Schlafforscherteam um Elio Lugaresi und Rossella Medori an der Universität Bologna ihm helfen konnte; etliche seiner Vorfahren hatte das gleiche Schicksal ereilt. Sein Gehirn zeigte bei der Obduktion einen massiven Schwund an Nervenzellen in zwei Regionen des Thalamus, einem walnussgroßen Areal im Zwischenhirn.

Hier werden emotionale Erinnerungen gespeichert, während sich ein bestimmtes Wellenmuster im Elektroenzephalogramm des Schlafenden zeigt.

Später, in den 1990er Jahren, erkannte ein Team um Medori, die heute an der Case Western Reserve University forscht, dass ein deformiertes Protein für den beschriebenen Zerfall verantwortlich ist.

Man geht jedenfalls generell davon aus, dass ein Mensch nach 90 Tagen völligen Schlafentzugs verstirbt.

Gewichtszunahme durch Schlafmangel

Studien zur Schlafreduktion zeigten, dass das appetitanregende Hormon Ghrellin um fast 30 Prozent anstieg. Gleichzeitig sank der Leptinspiegel, und Leptin gilt als hungerdämpfendes Hormon. Sämtliche Teilnehmer dieser Studie gaben an, mehr Hunger als sonst zu haben. Kurz und bündig: Zu wenig Schlaf kann also zu vermehrtem Appetit und zur Gewichtszunahme führen.

Vergesslichkeit

Die Schlafstudien zum Erinnerungsvermögen und Lernen zeigten, dass alle neuen Erinnerungsinhalte stabilisiert und integriert werden, während wir schlafen.

Und nicht nur das. Auf unergründliche Weise selektiert unser Geist im Schlaf auch die Erlebnisse und Situationen des Vortages. Wir alle wissen, dass es bei einer Entscheidung nützlich ist, erst einmal eine Nacht darüber zu schlafen, und es ist nicht der zeitliche Abstand, der uns hilft, sondern die psychische und emotionale Verarbeitung der Information.

Im Schlaf werden die besonders relevanten Erinnerungen analysiert, bewertet und gespeichert. Schlafmangel führt aber nicht nur zu mentalen Defiziten wie Gedächtnis- oder Konzentrationsschwäche; Blutuntersuchungen weisen auch eine verminderte Antikörperbildung nach und eine allgemeine Schwächung des Immunsystems.

Entgiftung im Schlaf

Das Forschungsteam um Lulu Xie vom Medical Center der University of Rochester fand heraus, dass sich während des Schlafs die Zellzwischenräume im Gehirn erweitern. Dadurch ist ein besserer Flüssigkeitsaustausch zwischen Gehirn und Rückenmark gewährleistet. In Tierversuchen war offensichtlich, dass bestimmte injizierte Beta-Amyloide, die eine Alzheimererkrankung fördern, im Verlauf eines guten Schlafpensums ausgewaschen wurden. Durch den vermehrten Flüssigkeitsaustausch zwischen Gehirn und Rückenmark wurden anscheinend potenziell toxische Moleküle aus dem Gehirn hinausgespült.

Weitere Studien müssen herausfinden, ob die altersbedingte Schlafreduktion beim Menschen die erforderliche Entgiftung beeinträchtigt und darüber Alzheimer fördert.

Depression

Viele weitere Untersuchungen bestätigen, dass Schlafmangel zu Depressionen führt und auch zu anderen psychischen Erkrankungen beitragen kann. Umgekehrt kann aber auch eine Depression zu gravierenden Schlafstörungen führen – was ein Teufelskreis sein kann, der dringend durchbrochen werden sollte.

Im Rahmen der so genannten Wachtherapie verordnen Therapeuten den Patienten mit Depressionen zwar mitunter 1 oder 2 schlaflose Nächte. Denn Schlafentzug hebt bei vielen Betroffenen kurzfristig die Stimmung, weil das Gehirn als Kompensation für den fehlenden Schlaf kurzfristig das Wohlfühlhormon Serotonin liefert. Darüber entwickelt sich Hoffnung auf Besserung bei depressiven Patienten. Doch bleibt man länger als 24 Stunden wach, wird die **Amygdala**, ein Hirnareal, dessen Aktivierung Ängste und Niedergeschlagenheit mit sich bringt, bis zu 60 Prozent stärker durchblutet als üblich. Außerdem koppelt sich der mediale Präfrontalkortex, unser rationales Kontrollzentrum, ab. Dadurch werden negative Gefühle stärker empfunden und kaum noch vom Kontrollzentrum gefiltert. Starke Aggressivität kann eine der Folgen sein.

Das Gehirn schläft nie

Bei all den Erkenntnissen über Schlaf werden Sie es kaum glauben, dass das Gehirn niemals schläft. Auch wenn es uns während anstrengender Tage nicht so vorkommen mag, ist das menschliche Gehirn nachts im Schlaf noch aktiver als tagsüber! Während der Körper sich regeneriert, rattert es nur so im Gehirn. Alles wird – wie in einer Art Defragmentierung – wieder zu einem Zustand der Ordnung zurückgeführt, ausgewertet und abgespeichert. So können wir am nächsten Tag wieder voll durchstarten.

Die meisten von uns kennen es, dass über Nacht eine Entscheidung heranreifte oder eine neue kreative Idee geboren war.

10.2 Die Nachtseite des Bewusstseins

Ich träume, also bin ich – oder nicht? Was ist das für ein Ich, das da träumt? Was geschieht dabei im Gehirn? Bewusstsein ist offenbar keine simple Frage von „an" oder „aus".

Während wir in der Nacht mehrere Stufen des Bewusstseins durchlaufen, ändert sich die Verknüpfung der einzelnen Regionen im Gehirn. Unterdessen halluzinieren wir zeitweise ein buntes Traumgeschehen und erleben eine Welt, die wir für real halten.

Sind das Traum-Ich und das Tag-Ich denn zwei verschiedene Personen? Ganz verschieden können sie eigentlich nicht sein, schließlich teilen sie sich das gleiche Gehirn, in zwei verschiedenen Bewusstseinszuständen. Es ist schließlich immer *mein* Bewusstsein, das die Szenen erlebt.

Aber nur in Klarträumen ist sich der Schläfer auch dessen bewusst, dass er träumt. Nur in solchen luziden Träumen vermögen manche sogar ihren Traum gezielt zu steuern, sie können beispielsweise willentlich fliegen oder unter Wasser herumgleiten, durch Mauern gehen oder die Monster ihrer Alpträume vertreiben.

Der Traumforscher Michael Schredl fand in einer Umfrage 2010 in Deutschland heraus, dass 51 Prozent der Befragten Klarträume aus eigener Erfahrung kennen. Jeder Fünfte träumt sogar einmal im Monat klar.

Klarträumer gelten den Psychologen, Schlaf- und Hirnforschern, aber auch Philosophinnen wie Jennifer Windt als Wegweiser zu den Grundlagen unseres Bewusstseins. Wer ist es, der wach ist? Und wer ist es, der träumt?

Michael Czisch vom Max-Planck-Institut für Psychiatrie in München hat Klarträumer sogar in den funktionellen Magnetresonanztomographiescanner gelegt (fMRT bezeichnet ein Verfahren, welches aktivierte Hirnareale mit hoher räumlicher Auflösung darstellen kann) Mehr dazu online unter „Wachträume mit Michael Czisch" (www. dasgehirn.info).

Demnach sieht es so aus, als ließe sich ein Metabewusstsein – genau in dem Moment, wenn sich der Schläfer seiner Situation als Schläfer bewusst wird – hirnphysiologisch erfassen. Genau dann nimmt die Aktivität in einem ganzen Netzwerk von Hirnregionen zu. Einige der Bereiche wurden von Forschern bereits mit Selbstreflexion in Verbindung gebracht: Hier ist mal wieder der Precuneus am Hinterhaupt mit im Spiel, der generell für das Ich-Bewusstsein und für die Identität eine zentrale Rolle zu spielen scheint. Der Precuneus weist in der luziden Traumphase eine höhere Aktivität auf, und auch der dorsolaterale präfrontale Kortex am Vorderkopf (das obere Stirnhirn) ist vor allem rechtsseitig aktiviert [24].

Die Philosophin Jennifer Michelle Windt hat sich in ihrer Doktorarbeit mit dem Traumbewusstsein befasst. Ihr amerikanischer Vorgänger Norman Malcolm hatte in den 1950er Jahren noch behauptet, wer schlafe, sei nicht bei Bewusstsein, doch Windt postuliert, das gehe sehr wohl, denn Bewusstsein „trage" die Träume, in denen wir uns auch als handelndes und fühlendes Ich erleben. Die Traumwelt erleben wir stets subjektiv als Hier und Jetzt, auch wenn es sich um Illusionen handelt. Auch im Drogenrausch und unter Halluzinationen ist das Bewusstsein als wahrnehmender Geist oder als eine Art geistige Trägersubstanz oder Trägerenergie präsent.

10.3 Gesundheit und Wohlbefinden für Körper und Geist

„Ein gutes Gewissen ist ein sanftes Ruhekissen", sagt der Volksmund. Hierin steckt sicherlich ein Körnchen Wahrheit. Denn eine friedliche und freundliche Art des Denkens ist ein wichtiger Faktor für inneren Frieden, was sich körperlich in Form der Produktion des Schlafhormons Melatonin manifestiert.

Der Körper kann bei permanentem Schlafmangel scheinbar unbeschadet jahrzehntelang Energiereserven auf eine Weise mobilisieren, die medizinisch noch nicht genau bekannt ist. Doch es besteht das Risiko, dass diese noch nicht näher definierten Ressourcen irgendwann komplett aufgezehrt sind und das jahrelange Schlafdefizit einen Totalzusammenbruch bzw. Burn-out nach sich zieht.

Schlaf ist definitiv unsere Quelle aller Regeneration und durch nichts zu ersetzen. Tiefer Schlaf ermöglicht Zellerneuerung, Entgiftung und schenkt Vitalität. Er verhilft zur Gesundheit aller Organe und optimiert die Leistungsfähigkeit des Gehirns. Guter Schlaf ist also Ihre wichtigste Basis für Lebensqualität und Fitness. Achten Sie daher auf Ihre beste Kraftquelle – ausreichenden und tiefen Schlaf!

Falls das Thema Schlaf Sie besonders interessiert und Sie nach Methoden suchen, um besser ein- und durchschlafen zu können, schauen Sie in mein Buch „Endlich wieder gut schlafen", das Ihnen ganzheitlich, konkret und praxisnah Hilfen zu bestem Tiefschlaf liefert.

11

Gehirndoping Ausdauersport

Nicht nur der Körper, sondern auch das Gehirn profitiert von Bewegung, besonders von Ausdauersport. Sport macht Körper und Geist fit. Wenn Sie das Folgende lesen, packen Sie vermutlich gleich Ihre Sportschuhe aus!

Den Kopf frei bekommen
Weshalb macht Sport gute Laune? Weil sich die Hirnaktivität maßgeblich verändert, im präfrontalen Kortex (Stirnhirn) sinkt sie. Heißt: Grübeln, Nachdenken, Sorgen oder Ärger treten in den Hintergrund, denn die neuronalen Ressourcen werden jetzt in einem anderen, weiter hinten gelegenen Hirnareal benötigt. Und zwar im Kortexareal, das für Bewegungssteuerung und Körperwahrnehmung zuständig ist. Das macht einen klaren Kopf, das Nachdenken hört weitgehend auf.

© Springer-Verlag GmbH Deutschland, ein Teil von
Springer Nature 2019
G. Rossbach, *Glücksorgan Gehirn*,
https://doi.org/10.1007/978-3-662-57729-5_11

Gute Laune durch Sport

Seit langem ist die positive Wirkung von Ausdauertraining auf die Laune bekannt. Jeder, der regelmäßig in die Joggingschuhe schlüpft und draußen seine Strecke läuft, kennt das Hochgefühl, das oft dabei entsteht, das so genannte Runner's High.

Sport hebt definitiv die Stimmung, vermindert Ängste, stärkt das Selbstvertrauen und hilft Stress aufzulösen. Doch welcher Stoff ist es, der Depressionen und Stimmungstiefs vertreibt?

US-Forscher haben nun die Ursache der stimmungsaufhellenden Wirkung von regelmäßigem Sport gefunden. Sie untersuchten an Mäusen, welche Substanzen der Körper bei Bewegung produziert. Der Körper bringt bei den sportlichen Mäusen tatsächlich ein wirksames Antidepressivum in Umlauf, und zwar das Neuropeptid und Protein VGF, ein Gen, das sich positiv auf die Zellfunktionen auswirkt.

11.1 Was sportliche Nagetiere glücklich macht

Um die Wirkung von Sport auf die Gehirnchemie zu testen, hatten Nervenspezialist Ronald Duman und sein Team von der Yale-Universität in New Haven die Versuchsmäuse in 2 Gruppen, die Sportmäuse und die inaktiven Mäuse, eingeteilt. Auch David J. Picketts und sein Team von der University of Ottawa analysierten die Genaktivität von joggenden und faulen Mäusen.

Im Gehirn der Laufmäuse wurde durch die Bewegung besonders viel VGF ausgeschüttet. Dieses Protein und Neuropeptid wirkt sich auf die Stimmung, auf den Hirnstoffwechsel und auch auf die Zellregeneration aus.[1]

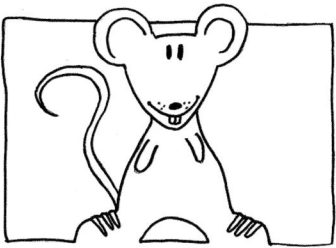

© Gabriele Rossbach

Während eine Mäusegruppe also ein entspanntes Dasein führte, musste sich die andere Gruppe im Laufrad verausgaben. Schon nach einer Woche stellten die Wissenschaftler eine Steigerung etlicher Gene im Hippocampus der Sportmäuse fest. In diesem Hirnareal fließen Informationen verschiedener sensorischer Systeme zusammen. Bei Menschen mit Demenzerkrankung oder Depression ist dieser Bereich verändert, und dabei scheint das VGF-Gen eine wichtige Rolle zu spielen.

---

[1]VGF ist ein Peptid, das auch als „VGF nerve growth factor inducible protein", „neuroendocrine specific protein" oder „VGF- Protein" bekannt ist und 1985 entdeckt wurde. Es besteht aus 593 Aminosäuren und wird durch das Gewebshormon NGF gesteuert. VGF und seine Fragmente spielen eine Rolle für den Energiehaushalt, Nahrungsaufnahme und die Stimmungslage. (Wikipedia)

Als die Forscher dieses Neuropeptid nämlich den inaktiven Mäusen verabreichten, zeigten sich bei ihnen die gleichen Besserungen wie bei den sportlichen Artgenossen.

Die passiven Nager, denen VGF verabreicht wurde, wurden dadurch besonders regsam und ließen sich weniger leicht demotivieren. Wurde das Gen aber blockiert, zeigten sich die Nager lustlos und ließen sich nicht einmal durch Sport in eine positive Stimmung versetzen.

Sporthormon VGF nützlich für die Entwicklung neuer Antidepressiva

Laut Ronald Duman deutet das auf eine antidepressive Wirkung des Gens hin. Die Wissenschaftler schließen aus dieser Beobachtung, dass die stimmungsaufhellende Wirkung regelmäßiger Bewegung tatsächlich vom VGF-Gen ausgeht. Die Produktion des VGF-Gens im Gehirn regt den gesamten Stoffwechsel an und optimiert die Verschaltung und Flexibilität der Nervenzellen.

Darin liegt offenbar sogar ein Schutz für das Gehirn vor krankmachendem psychischem Stress.

Duman und sein Forscherteam berichten in der Fachzeitschrift *Nature Medicine*, dass der Glücklichmacher VGF ein guter Ausgangspunkt für die Entwicklung neuer synthetischer Antidepressiva sein könnte, falls die stimmungsverbessernde Wirkung von schweißtreibendem Körpereinsatz beim Menschen die gleichen Auswirkungen zeigt wie bei den laufenden Mäusen. Während die Verschreibung von synthetischen Antidepressiva bei sehr gravierenden und lähmenden Depressionen ein hilfreiches Mittel sein mag, ist es bei depressiven Verstimmungen alternativ sicherlich sinnvoll, sportliche Betätigung zu empfehlen. Denn Sport bringt noch etliche weitere positive Effekte mit sich und macht rundum gesünder.

Stress abbauen

Durch Sport verändert sich zum Beispiel auch der gesamte Mix der Botenstoffe. Insbesondere der Cortisolspiegel sinkt, und das führt zu mehr Ausgeglichenheit, denn Cortisol wird bei Ärger oder Stress vermehrt ausgeschüttet und es blockiert zum Beispiel das Einschlafen.

Ein zu hoher Cortisolgehalt im Blut lässt uns in wacher Hab-Acht-Stellung verharren, vermindert insgesamt die Gedächtnisleistung und das Erinnerungsvermögen. Auch zielgerichtetes Verhalten fällt schwerer. Eine längerfristige Überproduktion kann sogar Zellen im Gedächtniszentrum zerstören.

Coaching durch Wohlfühlhormone

Im Hirnstamm wird durch Sport vermehrt Dopamin, unser Motivations- und Belohnungshormon, gebildet. Daher bekommen wir Lust auf mehr Sport und sind auch im Alltag motivierter, die Dinge anzupacken.

Fritz Hohagen von der Deutschen Gesellschaft für Psychiatrie, Psychotherapie und Nervenheilkunde zeigte in randomisiert-kontrollierten Untersuchungen[2], dass durch Sport Angst und Stress abgebaut werden, was es psychisch

---

[2]Randomisiert bedeutet, dass die Studienteilnehmer zufallsgeneriert den einzelnen Versuchsbedingungen oder -gruppen zugeordnet wurden, um objektive Ergebnisse zu erzielen und die Einflussnahme des Untersuchers auszuschließen. Randomisiert-kontrolliert ist der „Goldstandard" in dieser Art von Studien und beinhaltet den Vergleich dieser Ergebnisse mit einer Kontrollgruppe.

Kranken erleichtere, ihr Rückzugsverhalten abzulegen.
Zudem werde das Selbstbewusstsein gestärkt, die Eigeninitiative gefördert und Antriebslosigkeit vermieden. Auch
hier wird regelmäßiges Ausdauertraining als Hilfe gegen
Depressionen empfohlen, falls sich der depressive Mensch
dazu aufzuraffen vermag.

Dazu spielt neben der Dopaminproduktion auch die
wichtige Aminosäure Tryptophan eine Rolle. Diese gelangt
durch leichten Ausdauersport besser ins Gehirn und bildet dort die Vorstufe von Serotonin, unserem Wohlfühlhormon, das uns zudem friedlich schlafen lässt. Serotonin
ist elementar wichtig, um Emotionen gut zu verarbeiten
und sich ausgeglichen und heiter zu fühlen. Auch ver-
schreibungspflichtige Antidepressiva sorgen dafür, dass mehr
Serotonin im Gehirn entsteht und vor allem nur verzögert
abgebaut wird.

Zellkommunikation

Auch die Signalleitungen (Axone) zwischen den Nervenzellen werden verbessert. Aktuell weisen Studien darauf
hin, dass regelmäßiger Ausdauersport die Synapsenbildung
im Hippocampus fördert.

Das Gehirnvolumen wächst

Neurowissenschaftler fanden, dass in einigen Hirnbereichen,
unter anderem im Stirnhirn, neue Gehirnzellen gebildet
werden können, was der altersmäßig bedingten Schrump-
fung entgegenwirkt und das Denkvermögen fit hält. Im
Tierversuch zeigte sich eindeutig, dass Sport die Wachstums-
faktoren anregt und zur Neubildung von Nervenzellen im

Hippocampus führt, der Gedächtniszentrale des Gehirns. Möglicherweise werden diese Zellregeneration und das Entstehen neuer Hirnzellen ebenfalls durch den Wachstumsstoff VGF hervorgerufen (Abb. 11.1).

Hirndurchblutung

Durch die verstärkte Durchblutung des ganzen Körpers beim Sport werden überall neue Kapillargefäße gebildet, auch im Gehirn. So wird das Gehirn dauerhaft besser durchblutet und mit mehr Sauerstoff versorgt. Sämtliche Hirnfunktionen und auch die Konzentration werden dadurch gestärkt.

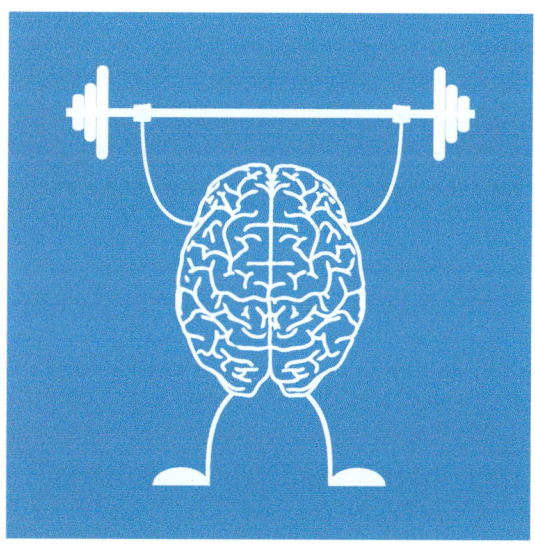

Abb. 11.1 © drogatnev/Getty Images/iStock

11.2 Heilung von Nerven und Gehirn

Joggen ist gesund. Das ist klar. Indem Ausdauersport-
arten wie Jogging den Stoffwechsel positiv beeinflussen,
wird darüber das Risiko für Diabetes und Herz-Kreislauf-
Erkrankungen reduziert, es gibt sogar Hinweise darauf,
dass das Krebsrisiko vermindert werden kann.

Auch bei Depressionen kann, wie gesagt, Ausdauer-
belastung helfen. Mehrere randomisiert-kontrollierte Studien von Fritz Hohagen von der Deutschen Gesellschaft
für Psychiatrie, Psychotherapie und Nervenheilkunde zeigten, dass durch Sport Angst und Stress abgebaut werden,
wodurch es psychisch Kranken leichter fällt, ihr Rückzugsverhalten abzulegen. Dabei zeigte sich eine so deutliche
Stärkung des Selbstbewusstseins, dass die Eigeninitiative
und Motivation aktiviert war.

Nun zeigt sich außerdem, dass regelmäßiges Laufen
sogar helfen kann, schon vorhandene Schäden an Gehirn
und Nerven zu beheben, was ziemlich spektakulär sein
dürfte. Das wies nämlich das Team um David J. Picketts
bei Experimenten mit Mäusen nach, deren Gehirn durch
einen Gendefekt geschädigt war.

Die Studie wurde in den *Cell Reports* vorgestellt. Die
sportlichen Mäuse mit genetischem Schaden lebten aufgrund
des täglichen Laufens deutlich länger als ihre lauffaulen Artgenossen mit dem gleichen Defekt. Letztere starben aufgrund des Gendefekts meist schon nach 4 Wochen, die
Joggingmäuse lebten mehr als 12 Monate und wurden damit
fast so alt wie gesunde Tiere.

Beim Blick in ihr Gehirn zeigte sich, dass sich die genbedingt stark geschädigten Schutzhüllen der Hirnzellen im Kleinhirn durch das Joggen teilweise regeneriert hatten. Laut Picketts wurden auch die defekten Schaltkreise im Gehirn durch die starke Körperaktivität gestärkt und regenerierten ihre Funktionsfähigkeit erheblich. Das Manko bestand jedoch darin, dass diese Wirkung nur so lange vorhielt, wie die Mäuse sportlich aktiv blieben. Pausierten sie, kehrten die Symptome des genetischen Nerven- und Hirnschadens bald zurück.

Trotzdem ist das eine äußerst spannende und vielversprechende Entdeckung, sagen die Forscher. Denn die regenerative Wirkung durch die erhöhte Produktion des VGF könnte sich als heilsam für die Nervenschäden bei Multipler Sklerose (MS) und anderen neurodegenerativen Erkrankungen erweisen. Vergleichbar mit diesen untersuchten Mäusen ist nämlich auch bei MS die Schutzhülle der Nervenzellen geschädigt [25].

Falls das Neuropeptid VGS beim Menschen die Nervenhüllen genauso erfolgreich wie bei Mäusen regeneriert, können sich auf dieser Basis wirkungsvolle neue Therapien entwickeln.

11.3 Die Dosis macht das Gift

So positiv all diese Effekte des Sports sind, man sollte es auch nicht übertreiben. Forscher der australischen Monash University haben herausgefunden, dass man besser nicht mehr als 2 Stunden am Stück laufen sollte. Für das Fachjournal *Alimentary Pharmacology and Therapeutics* hatten Ricardo Costa und sein Team die Ergebnisse etlicher Forschungsarbeiten vorgestellt. Das Ergebnis lautete, dass regelmäßiges Laufen von mehr als 120 Minuten zu Schäden am Darm und zu einer gestörten Verdauung führen kann. Ein solch intensives Training kann die Durchlässigkeit des Darms und die Rate mikroskopischer Verletzungen erhöhen, daher litten Ultramarathonläufer oft unter Übelkeit und Durchfall. Laut dieser Studie kommt es nämlich schon bei kleinsten Verletzungen im Darm zu einem Austausch von Zucker und bakteriellen Toxinen, die auch bei Blutvergiftungen eine Rolle spielen.

Doch insgesamt gilt natürlich, dass Ausdauersport den gesamten Stoffwechsel so positiv beeinflusst, dass es sich für jeden von uns lohnt, zumindest ein wenig aktiv zu sein.

Durch regelmäßigen Sport wird nicht nur die Gesundheit gefördert und der altersbedingten Degeneration entgegengearbeitet, sondern es werden auch die Aufmerksamkeitsleistung und Konzentration verstärkt. Das Hirnvolumen wächst, gleichzeitig steigt die Laune und Entspannung und Wohlbefinden werden gefördert.

Also ganz gleich, ob Nordic Walking, Tennis, Schwimmen, Joggen oder Reiten, suchen Sie sich irgendetwas aus, das Ihnen liegt – und halten Sie sich damit fit auf allen Ebenen!

12

Gehirndoping Denken

12.1 Welche Macht üben Gedanken auf den Hirnstoffwechsel aus?

Das Prinzip für unser Wohlbefinden ist simpel: Denken erzeugt Botenstoffe. Und Botenstoffe erzeugen Stimmungen und Gefühle.

Gedanken wirken sich somit unmittelbar auf die Botenstoffe und darüber auf die Gefühle aus. Dafür sind hochkomplexe Stoffwechselvorgänge erforderlich, die innerhalb von Sekundenbruchteilen im Körper geschehen. Das Gehirn – ein Zauberlabor (Abb. 12.1)? Oder gar eine Hexenküche?

Wären Sie gern zufriedener oder glücklicher? Hätten Sie gerne mehr Erfolg? Viele Leute wünschen sich das, wissen aber nicht genau, wie sie das bewerkstelligen können.

© Springer-Verlag GmbH Deutschland, ein Teil von
Springer Nature 2019
G. Rossbach, *Glücksorgan Gehirn*,
https://doi.org/10.1007/978-3-662-57729-5_12

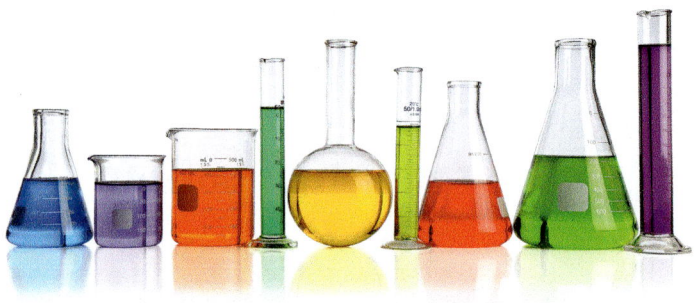

Abb. 12.1   © Gino Santa Maria/stock.adobe.com

Wenn Sie eine funktionierende Methode kennen würden, um Ihren Erfolg und Ihr Lebensglück zu verbessern, würden Sie sie nicht nutzen? Tatsächlich ist diese Möglichkeit sehr real, indem wir die Mechanismen, auf deren Grundlage unser Gehirn funktioniert, täglich zu unserem Vorteil einsetzen. Indem wir sie kennen und gezielt anwenden, vergrößern wir unsere Erfolgschancen, vermeiden Stolpersteine, die unserem Erfolg im Wege stehen, und verbessern unsere sozialen Beziehungen.

Über Erfolg und Glück entscheiden zu einem großen Teil die Botenstoffe, auch als Neurotransmitter bezeichnet, die für die Übertragung von Impulsen zwischen den Nervenzellen im Gehirn sorgen. Diese chemischen Substanzen lassen uns entweder aktiv oder träge sein, erzeugen gute Laune oder verursachen Depression, ermöglichen Konzentration oder sabotieren die innere Klarheit, fluten uns mit Emotionen oder erschaffen gelassene Heiterkeit.

Auf jeden Fall vermögen sie, wenn wir sie richtig nutzen, als unsere Glücksboten zu fungieren, sie machen unser Handeln effizient und unsere Stimmung zufrieden.

Die Stimulation der Glücksbotenstoffe mag dabei dem Joggen im Wald entspringen, oder sie mögen bei einem gemütlichen Essen mit Freunden überquellen oder auch beim Singen entstehen. Dann schüttet das Gehirn eine Extraportion Botenstoffe wie Serotonin und Dopamin aus, die dafür sorgen, dass die Stimmung steigt.

12.2 Unsere Glücksbotenstoffe

Der Gehalt unserer Zufriedenheit, Heiterkeit, Motiviertheit und Klarheit steht in direkter Verbindung mit der Mischung aus Dopamin, Serotonin, Noradrenalin, Oxytocin und Beta-Endorphin. Ohne diese und weitere Neurotransmitter wie beispielsweise GABA und Acetylcholin etc. erfolgt keinerlei Kommunikation im Gehirn und kein Impuls zu handeln. Sie verursachen jedes Gefühl, jede Stimmung, sie bringen Motivation in Gang, ermöglichen es uns, zu lernen oder gut zu schlafen. Jegliche Wahrnehmung und Informationsverarbeitung benötigt das Zusammenspiel der Neurotransmitter [26].

Vor allem auf den Dopamin- und den Serotoninspiegel können wir mental einen direkten Einfluss ausüben. Diese beiden Botenstoffe zählen zu den wirkungsvollsten, uns gemütsmäßig stimulierenden Wirkstoffen, welche die Natur in Jahrmillionen zusammengebraut hat.

12.2.1 Dopamin

Dopamin ist dabei unser wichtigster Motivations-stoff und sorgt dafür, dass wir uns in jeder Hinsicht die Ärmel hochkrempeln und agieren. Es funktioniert dabei wie ein Scheinwerfer, der die Aufmerksamkeit auf alles Vielversprechende, Unterhaltsame, Erfreuliche und Vergnügliche lenkt, es fokussiert unsere Absicht und treibt uns an, lohnenswert erscheinende Ziele zu verfolgen. Doch das ist längst nicht alles, was zu seinem Potenzial gehört. Unser Erinnerungsvermögen ist wesentlich durch Dopamin bedingt, und wenn der Dopaminspiegel aus dem Gleichgewicht gerät, kann das dramatische Folgen haben. Zudem trägt Dopamin maßgeblich zur Suchtent-stehung bei, eine Disbalance kann auch zu ADHS füh-ren, zu Motivationslosigkeit, Gedächtnisschwäche oder zu Depression. Eine Schattenseite besitzt das Dopamin damit auch – es kann einer Sucht den Weg bahnen und die Sucht dann fixieren. Denn Dopamin sagt immer, wenn wir einen positiven Reiz empfinden: „Nochmal machen!"

12.2.2 Noradrenalin

Sein Kooperationspartner ist dabei das Noradrenalin, das uns pusht. Noradrenalin aktiviert uns normaler-weise physisch und psychisch im positiven Sinn, es kann uns antreiben und aufputschen, uns aber auch als Stress-hormon nervös machen. Es dient bei Stress der Kontrak-tion von Blutgefäßen und erhöht dadurch den Blutdruck. Dabei macht es uns wachsam und konzentriert, weckt unsere Aktionslust und reguliert den Appetit. Kurzfristig kann Noradrenalin – uns „anfeuernd" – buchstäblich die Entzündungsneigung erhöhen, langfristig hemmt es aber die Aktivität der Immunzellen.

Bei einem Noradrenalinmangel sinkt genau wie bei Dopamin unsere Motivation, wir können uns kaum konzentrieren und werden vergesslich. Ähnlich wie ein Mangel an Dopamin kann auch ein Noradrenalinmangel zu Depressionen beitragen. Daher blockieren Antidepressiva also den Abbau von Noradrenalin in den Gehirnzellen und konservieren den Botenstoff eine Weile länger im Gehirn, so dass sich dieser Botenstoff ansammelt. Auch Drogen wie Kokain verzögern diese Resorption und somit den baldigen Abbau von Noradrenalin durch die Gehirnzellen. Das wiederum erzeugt eine Ausschüttung des Belohnungsstoffs Dopamin und wird in den Synapsen „erinnert", wodurch es bald zur Sucht eskaliert. Die verfügbare Menge an Noradrenalin (und Serotonin) an den Synapsen wird durch so genannte Wiederaufnahmehemmer (welche den Abbau und die Verstoffwechselung dieser Botenstoffe verzögern) in den Antidepressiva erhöht, was die Stimmung verbessert und den Antrieb steigert [27].

12.2.3 Serotonin

Ähnlich wirken Antidepressiva auch auf den Serotoninspiegel ein und sorgen dafür, dass das im Gehirn produzierte Serotonin nur verzögert resorbiert und abgebaut wird und sich somit ansammelt. Und hier sind wir bei

unserem wertvollsten Glücksstoff, dem Serotonin, das uns
eine wunderbar gelassene Heiterkeit, Seelenfrieden, guten
Schlaf und Wohlbefinden schenkt.

Serotonin dämpft etliche negative Gemütszustände wie
Angst- und Panikgefühle, Sorgen, Aggressivität, Hunger
oder Depressionen. Neurobiologen bezeichnen Serotonin
gern als Feel-good-, Well-Being- oder Wohlbefindens-
botenstoff, denn kein anderer Botenstoff schenkt uns
vergleichbare Ausgeglichenheit und innere Harmonie.

Weil Serotonin so angstlösend wirkt, setzt hier vor
allem die Behandlung mentaler angstbesetzter Störungen
wie krankhafter Schüchternheit und Sozialphobie an.
Aber auch bei akuter Depression, krankhafter Aggressivität oder bei zwanghaften Wiederholungsstörungen wird
über den Serotoninspiegel gearbeitet. Serotonin stellt die
innere Harmonie wieder her, es macht uns vergnügt und
zufrieden.

12.2.4 Endorphin

Die verschiedenen Endorphine sind noch übersprudelnder
in ihrer Wirkung, sie euphorisieren uns, schenken uns beste
Stimmung und gelten als schmerzlindernd. Das besonders
wirkungsvolle Beta-Endorphin, das jetzt in den USA
psychisch Kranken hilft, setzt sich aus 31 Aminosäuren
zusammen. Dieser Neurotransmitter wirkt 48-mal stärker
schmerzlindernd als Morphium, wenn es direkt ins Gehirn
von Versuchstieren gelangt.

Eine freudige Botschaft triggert zum Beispiel sofort
eine hohe Dosis Endorphin, so dass wir überschäumende

Freude verspüren. Doch es gibt auch noch andere Auslöser für den Euphoriebotenstoff.

Notorische „Sonnenanbeter" unterliegen offenbar auch der sonnenbedingten Endorphinproduktion. David Fisher vom Massachusetts General Hospital in Boston und sein Team erforschten dazu die Suchtwirkung von Endorphinen in Tierexperimenten. Da nämlich auch Sonnenbäder das Endorphinniveau deutlich erhöhen, wurden geschorene Mäuse einer UV-Strahlung ausgesetzt. Nach einer Woche wurden bei den Mäusen erhöhte Beta-Endorphin-Werte im Blut gemessen, die sogar noch 5 Wochen nach dem „Sonnenurlaub" erhöht blieben. Als diese UV-Bestrahlungen jedoch ausgesetzt wurden, zeigten die Mäuse typische Entzugserscheinungen von nervöser Unruhe, bis sich der Stoffwechsel wieder normalisiert hatte [28].

Neben Sonneneinwirkung führen auch körperliche Schmerzen zu einem ansteigenden Endorphinpegel, da es Schmerz lindert. Ein Kuriosum zu dieser schmerzbedingten Endorphinproduktion liegt darin, dass der Verzehr von ungewohnt scharfen Speisen ebenfalls den Endorphingehalt erhöht. Das Gehirn interpretiert irrtümlicherweise die Schärfe der Gewürze als Verbrennung und setzt dafür schnell sein Schmerzlinderungsmedikament Endorphin in Umlauf. Um in diesen Genuss zu kommen, muss man die Dosis allerdings immer weiter erhöhen, weil sich die Geschmacksnerven auch an Tabasco & Co. gewöhnen.

Derzeit wird zudem erforscht, wie sich Beta-Endorphine auf die geistige Gesundheit auswirken; es gibt Hinweise darauf, dass die Neurotransmitter Endorphin und Dopamin Alterungsvorgänge des Hirns und der feineren Arterien verlangsamen können. Chili versus Demenz? Vielleicht eine Option [29].

12.2.5 Oxytocin

Als Wohlfühlhormonen gehört auch Oxytocin erwähnt, unser so genanntes Kuschelhormon. Oxytocin gilt als Wunderelixier des Miteinanders. Es entsteht, wenn wir schmusen, bei einem Kuss oder beim Orgasmus, aber auch, wenn eine Mutter ihr Kind stillt. Oxytocin fließt ebenso, wenn wir einen Freund oder Freundin herzlich umarmen oder unser Haustier streicheln und mit ihm kuscheln. Das Wohlbefinden, das uns hier begleitet, entsteht durch die Wirkung des Oxytocins.

Oxytocin dockt dort an, wo soziales Erleben gesteuert wird, und es wird von vielen Forschern mit großem Interesse untersucht, mit Ergebnissen, die immer differenzierter werden.

Dieser Neurotransmitter erzeugt Gelassenheit und Vertrauen. So zeigte eine im international renommierten Fachmagazin *Nature* veröffentlichte Studie, dass Probanden durch oxytocinhaltiges Nasenspray verleitet waren, ihrem Gegenüber mehr Geld anzuvertrauen, als es ihnen sonst entsprach, da es offensichtlich Vertrauen weckte.

Beate Ditzen, Psychologin an der Uni Heidelberg, hat Oxytocin in der Paartherapie ausprobiert, was nach einem TV-Bericht darüber eine überwältigend große Nachfrage nach dem Botenstoff auslöste.

Die Therapeutin hatte zunächst einen Streit über die üblichen Konfliktthemen der Paare hervorgerufen, um sie dann unter Oxytocin weiterdiskutieren zu lassen. Ganz gleich, ob der Streit sich darum drehte, in eine Stadtwohnung oder lieber in ein Haus mit Garten zu ziehen, um die Aufnahme eines Haustiers oder um sonstige Themen, die Auseinandersetzung wurde in jedem Fall friedlicher, offener und kompromissbereiter unter Einsatz des „Kuschelhormons" Oxytocin! Auch die Blutwerte dieser Paare wiesen nach der Debatte weniger Gehalt des Stresshormons Cortisol auf als die Vergleichsgruppe.

Oxytocin – Kuschelhormon, aber gleichzeitig auch Kampfstoff? Der Psychologe Carsten de Dreu sieht auch negative Auswirkungen. Er fand heraus, dass zu Aggressivität neigende Menschen unter Stress bei Oxytocinzuführung eher noch aggressiver reagierten, mehr Neid und Konkurrenzdenken empfanden und recht schadenfroh waren.

Neue Schlagzeilen kamen in Umlauf: „Von wegen Kuschelhormon!" Oxytocin sei zwar in erster Linie das Bindungshormon und verbinde insbesondere Mutter und Kind zu einer untrennbaren Einheit. Doch gleichzeitig würde aggressives Verhalten zum Schutz der eigenen Brut aktiviert. Diese Kombination ließ sich auch auf Gruppenmitglieder übertragen, die unter Einnahme des Sozialhormons Oxytocin zwar sehr viel vertrauensvoller und enger miteinander kooperierten, anderen Gruppen gegenüber jedoch feindseliger und konkurrierender wurden.

Professor Valery Grinevich vom Deutschen Krebsforschungszentrum in Heidelberg schaltet in seinen Experimenten mit Ratten eine Oxytocinausschüttung in deren Hirn an- und aus. Seine Ergebnisse weisen nach, dass die Tiere unter erhöhtem Oxytocingehalt unmittelbar

die Nähe der Artgenossen suchen und keine Angst mehr
verspüren.

Laut Grinevich dockt Oxytocin in der Amygdala an,
wo Angstreaktionen entstehen, dort dämpft das Kuschelhormon die Angst augenblicklich. Grund genug für die
Neurologen, an diesem Stoff weiter zu forschen und ihn
für therapeutische Zwecke nutzbar zu machen [30].

Oxytocin verursacht also Vertrauen und Bindung, reduziert Angst und lässt Geborgenheit verspüren. Fördern Sie
es, umarmen Sie Ihre lieben Freunde gern und oft und
herzlich, das tut einfach gut!

12.2.6 Optimierung unseres Botenstoff-Cocktails

Womit können wir die anderen, vielleicht noch wichti-
geren Botenstoffe Dopamin und Serotonin, die maßgeblich für unsere Stimmung und unser Glücksempfinden
zuständig sind, in Fluss bringen? Wenn das Labor in unserem Kopf völlig kostenlos Aktivität, Klarheit und Glück
produzieren kann, können wir das nutzen?

Oder sind wir genetisch oder durch unsere Erziehung
festgelegt, wie die Botenstoffe im Gehirn zusammengesetzt
werden?

Nein, das sind wir definitiv nicht, auch wenn es genetische Dispositionen geben mag. Auch durch unsere Sozialisierung sind wir nicht festgelegt, selbst wenn wir in einem
depressiven oder aggressiven Umfeld aufgewachsen sein
sollten, wo man destruktive und negative Denkmuster
gelernt hat.

Wir sind nicht einmal dann auf ein inneres Befinden festgelegt, wenn wir ein Trauma erlitten haben, das uns als blockierendes Handicap erscheint. Die gute Nachricht ist nämlich, dass das Gehirn jederzeit etwas neues Gutes *Er*lernen und etwas altes Schlechtes *Ver*lernen kann (umgekehrt natürlich leider auch). Wie wir heute wissen, bilden sich sogar in vielen Hirnarealen neue Gehirnzellen, wenn dazu ein Anlass besteht. Diese so genannte neuronale Plastizität ist inzwischen nachgewiesen, sie bezeichnet die Flexibilität der Gehirnzellen, nach Schlaganfällen oder Hirntumoren verloren gegangene Fähigkeiten in erstaunlichem Umfang zu regenerieren, fehlende Zellen teilweise zu erneuern oder Fähigkeiten auf andere Hirnbereiche zu verlagern, die ursprünglich ganz andere Funktionen haben.

Unseren üblichen Mix an Botenstoffen können wir grundsätzlich immer weiter optimieren. Wir können uns also selbst und unser Befinden darüber gestalten, wenn wir das möchten.

Und nicht nur das, wir können uns darüber ein ganzes Stück abkoppeln von äußeren Situationen und ihrem Einfluss auf unser Befinden, vor allem wenn die Situationen gerade mal nicht so erfreulich sind. Das kann uns deutlich unabhängiger machen in unserem inneren Glücksgefühl, ganz gleich, ob die Welt uns gerade gute Gründe für Glücklichsein liefert oder nicht.

Es steht eben leider nicht immer in unserer Macht, ob wir gerade beglückende Nachrichten erhalten oder Lob und Anerkennung, ob wir verliebt sind oder ob ein Kuss einen berauschenden Botenstoffmix auslöst.

Wenn wir hier autonomer sein wollen, glücklich ohne äußere Anlässe, dann können wir ein Register ziehen, das die Glücksbotenstoffe in der Hexenküche des Gehirnlabors stärker fließen lässt. Der Schlüssel dazu liegt mitten im eigenen Geist, wo wir die Produktion der Neurotransmitter unmittelbar stimulieren können. Und zwar durch die Art des Denkens.

Dabei macht uns jede Optimierung des eigenen Glücksbotenstoff-Cocktails nicht nur ein bisschen autonomer und glücklicher, wir werden zugleich auch leistungsfähiger, erfolgreicher und effizienter.

12.3 Können wir Glücksbotenstoffe „erdenken"?

Entscheidend für die Neurochemie im Gehirn und für die Dauerhaftigkeit des Glücks sei die Art der Freude oder des Vergnügens, hat Gerhard Roth, Professor am Institut für Hirnforschung der Uni Bremen, postuliert. Die gehirneigenen Opioide sorgen in unterschiedlicher Zusammensetzung für die Glücksgefühle, und dabei werden verschiedene Areale im Hirn aktiviert [31].

Haben wir sogar ein Glückszentrum im Gehirn? Der Nucleus accumbens ließe sich durchaus als solches Glückszentrum bezeichnen, denn hier können derart große Mengen Dopamin und weitere berauschende Neurotransmitter freigesetzt werden, dass man geradezu süchtig nach dieser Ausschüttung wird. Dabei ist eine große Portion Vernunft gefragt, denn die gesunden Trigger für den Glücksflow wirken ebenso wie die Ungesunden und Schädlichen, die Sucht und Defizite erzeugen. Der Nucleus accumbens kann also zwischen Fluch und Segen nicht unterscheiden. Wo immer im Gehirn diese weise Unterscheidungskraft liegen mag, ist noch nicht gefunden, fest steht jedoch, dass sie existiert in unserem Kopf.

Hier eine Studie, die die Möglichkeit fataler Folgen im Glückszentrum Nucleus accumbens aufzeigen kann, dem so genannten Sucht-Areal des Gehirns: Im Jahr 1954 pflanzten James Olds und Peter Milner dünne Elektroden in das Gehirn von Ratten ein, über die ihr Belohnungszentrum elektrisch stimuliert werden konnte. Dieses Lustzentrum, den Nucleus accumbens, konnten die Ratten über eine elektrische Sonde selbst aktivieren. Diese Sonde lösten die Ratten ständig aus, bis zu achttausendmal pro Stunde, stunden- und tagelang, ohne Interesse an Nahrungsaufnahme, Sex oder Schlaf. Sie waren vollends süchtig danach geworden und drückten den Knopf fast pausenlos, bis sie tatsächlich vor Hunger und Durst umkamen.

Bei uns Menschen wird dieses Zentrum, der Nucleus accumbens, zum Beispiel durch materielle Belohnungen wie Geldgeschenke aktiviert. Vor allem Dopamin, aber auch andere Opioide werden dann in Umlauf gebracht. Diese Art Glücksgefühl ist – wie man an den Ratten sieht – jedoch flüchtig und braucht bald Nachschub.

Auch ein Endorphinkick, zum Beispiel durch Bungee-Jumping oder im Glücksspiel bei einem Gewinn, kann einen starken Suchtfaktor haben, da man nach einem solchen euphorischen Hoch meistens bald danach ein Tief, eine innere Leere verspürt. Der nächste Kick muss her!

Etwas sanfter, aber dafür langfristiger und nebenwirkungsfrei zeigen sich soziale Belohnungen, zum Beispiel Freundschaft, Herzlichkeit oder Anerkennung. Sie aktivieren in der Hirnrinde bestimmte Areale wie den orbitofrontalen und den insulären Kortex, in denen wir unsere negativen und positiven Ereignisse bewusst verarbeiten.

Interessant ist auch, wie Meditation den Hirnstoffwechsel beeinflussen kann. Studien zum Dopaminspiegel während Meditation zeigten laut Hirnforscher Troels Wesenberg Kjaer neben einem ansteigenden Serotoninlevel auch eine starke Dopaminerhöhung bei bewusstseinsverändernder Meditation, wie sie von erfahrenen Praktizierenden erlebt wird. Kjaer wies in seinen Forschungen an der Universität Kopenhagen einen während der Meditation um ganze 65 Prozent erhöhten Dopaminspiegel im Nucleus accumbens nach, wobei insbesondere der Dopaminkick generell einen markanten Suchtfaktor besitzt.

Laut seiner Untersuchung gab es hier hinsichtlich des Belohnungseffekts einen überraschenden Unterschied zu den sonstigen Tätigkeiten, die starke Dopaminbelohnungen mit sich brachten. Im Gegensatz zu Meditation zogen sowohl Geld als auch Essen, Drogen, Sex oder Glückspiel eine massive Herunterregulierung des Dopaminlevels nach sich, sobald der Reiz kurz ausblieb. Nur Meditation vermochte den glücklichen Zustand lange aufrechtzuerhalten, der Dopaminspiegel sank auch nach längerer Zeit nur wenig ab [32].

Ganz gleich ob Sport, Meditation, Essen, Drogen, Sex oder Glücksspiel, all das stimuliert unser Glückszentrum Nucleus accumbens und veranlasst eine

Dopaminausschüttung, die uns belohnt. Ob daraufhin dann ein Suchtverhalten entsteht, liegt natürlich am Einzelnen, seiner Vernunft und Selbstdisziplin. Doch nach diesen Studien scheint nur Meditation „ungefährlich" zu sein. Allerdings lieben und kultivieren alle, die an regelmäßige Meditation gewöhnt sind, diese Praxis für Ihr Wohlbefinden regelmäßig, aber dazu kommen die Wissenschaftler später noch zu Wort.

Unser gesunder „Opium-Flow" entsteht aber auch risikolos, beständig und wiederholbar bei Tätigkeiten, in denen wir aufgehen. Ob das Tanzen ist, Malen, Klavierspielen, Forschen und Untersuchen, was auch immer wir mit Herzblut tun – wir erleben dann den „Flow", ein zufriedenes und unabgelenktes Glücksgefühl, wenn in unserem konzentrierten Tun alles läuft wie geschmiert. Neurowissenschaftler und Psychologen sprechen dann vom Flow-Erlebnis, wenn die Basalganglien ins Spiel kommen. Dort sind unsere Angewohnheiten und Automatismen gespeichert. Deren Aktivierung lässt reichlich der wunderbaren gehirneigenen Opioide rieseln, während wir unsere Arbeit oder Fähigkeiten gekonnt und vertieft ausführen.

12.4 Bewertungen als Schlüssel zu unserem Wohlbefinden

Wie blitzschnell das Gehirn aber ansonsten mit seiner Botenstoffproduktion unseren Wahrnehmungen und Bewertungen im Alltag folgen kann, zeigen zwei Beispiele:

„Achtung Lebensgefahr" versus „Entwarnung"

Sie waren beim Hautarzt, um ein Muttermal entfernen zu lassen. Ein paar Tage später ruft der Arzt persönlich bei Ihnen an und sagt, man habe etwas Beunruhigendes diagnostiziert, Sie sollten gleich am nächsten Morgen in die Praxis kommen.

Diese Information kommt in Ihrem Gehirn zunächst als Fakt an. Doch innerhalb eines Sekundenbruchteils geschieht eine *Bewertung* dieser Information: „Achtung, Lebensgefahr!" Das Gehirn bearbeitet diesen Sachverhalt augenblicklich und schüttet sofort seine Maximaldosis an Stresshormonen aus, wie Adrenalin, Noradrenalin und Cortisol. Sie fühlen sich von einer Sekunde auf die andere im Schock- oder Panikzustand, sind aufgewühlt und durcheinander, gequält von Angst und Sorge.

Zwanzig Minuten später klingelt Ihr Telefon erneut. Ein Anruf des gleichen Arztes. Er entschuldigt sich bei Ihnen und erklärt, man habe zwei Laboruntersuchungen gleichen Namens verwechselt. Ihr Muttermal sei völlig harmlos und gutartig. Wieder empfängt das Gehirn eine Sachinformation, wieder *bewerten* Sie, innerhalb eines Sekundenbruchteils, diesmal positiv: „Entwarnung. Alles in Ordnung!"

Damit setzen Sie mit Ihren Gedanken das gegensätzliche Signal für Ihre Hirnchemie. Während das Gehirn diese Bewertung wiederum blitzschnell entschlüsselt und verarbeitet, bringt es nun komplett gegensätzliche Botenstoffe, unter anderem eine Extraportion Dopamin und Serotonin, in Umlauf. Diese neutralisieren bald die panischen Stresshormone und ängstlichen Gefühle. Sofort ist Erleichterung spürbar, der ganze Körper entspannt sich, Sie sinken erlöst auf Ihr Sofa und atmen durch. Diese Entspannung geschieht zwar nicht ganz so schnell wie die Panikreaktion, denn nichts generiert das Hirn so schnell wie Panik, um uns für Flucht startklar zu machen, aber bald ist die Angst aufgelöst, die Stresshormone neutralisiert und schon herrschen Gefühle der Freude vor. „Na Gottseidank", spüren alle Zellen Ihres Systems.

Katastrophe versus Glücksfall

An einem anderen Beispiel wird deutlich, dass es keineswegs objektive Fakten sein müssen, die solche Neurotransmitterkaskaden in Gang setzen, sondern nur unsere *Bewertung* des Faktums. Ein und dieselbe Sachinformation kann völlig unterschiedlich bewertet werden, und je nach der subjektiven Bewertung ist es ein Glücksfall oder eine Katastrophe: Für die eine Frau ist ein positiver Schwangerschaftstest eine erschütternde Hiobsbotschaft, mit der sie blass in sich zusammensinkt, für eine andere eine Glücksbotschaft, mit der sie lachend durch die Wohnung tanzt.

Alles dreht sich in Ihrer Botenstoffproduktion um Ihre *Bewertung* eines Sachverhalts.

Bewertungen sind immens wichtig für uns und erhalten uns am Leben. Begründete Bewertungen sind unerlässlich.

Doch wenn wir uns angewöhnt haben, allzu leichtfertig negativ zu bewerten, tun wir uns keinen Gefallen. Letztlich löst nämlich jede negative Bewertung in geringerem oder größerem Umfang die Ausschüttung von Stresshormonen aus, während jede positive Bewertung die Produktion von Wohlfühlhormonen fördert.

Mit Bewertungen besitzen wir also einen machtvollen Schlüssel, um unser Wohlbefinden entscheidend zu beeinflussen.

Können wir darüber das Gehirnlabor unseres Befindens nach unserem Belieben benutzen? Können wir es schaffen, meistens im Zustand der Lebensfreude, der mentalen Leistungsfähigkeit und gleichzeitig der inneren Ruhe zu verweilen?

12.5 Feeling good about feeling bad

Dass unser Botenstoff-Cocktail viel Serotonin enthalten sollte, ist längst klar. Doch inwieweit sind wir immer Herr über unsere Bewertungen und Denkweisen? Wie oft laufen diese einfach automatisch ab? Gibt es denn dann eine typische Selbstsabotage für das Wohlbefinden? [33]

Natürlich gibt es Selbstsabotage in vielen unbemerkten Versionen! Haben Sie sich nicht auch einmal über einen Strafzettel an Ihrem Auto geärgert, nach einem nur 5-minütigen Brötchenkauf beim Bäcker? Haben Sie gedacht „Was ist das denn für ein Pech heute?" und in sich hineingeschimpft, sich viel zu lange geärgert, womöglich hat es Ihre Sonntagsstimmung erst mal gründlich verhagelt? So etwas ist den meisten von uns passiert. Aber die Naturtalente der Lebensfreude agieren anders. Sie bewerten auch „So ein Pech!" Aber sie lassen den Ärger sofort los, mit dem Gedanken „Egal. Hilft jetzt auch nicht, mich zu ärgern. Wird bei Gelegenheit bezahlt und der Fall ist jetzt erledigt."

Was ist hier die zutreffende Bewertung des Sachverhalts? Das mag objektiv schwer zu entscheiden sein, eindeutig ist jedoch die zweite Version gesünder und freudvoller für Sie, also auch sinnvoller.

Inwieweit kann man entscheiden, ob man sich über ein solches Missgeschick für den Rest des Tages ärgert und grübelt, wieso man so ein Pech hat – wodurch man grünes Licht für die Produktion von Stress- und „Ärgerstoffen" gibt?

Kann man alternativ beschließen, dass dieser Sachverhalt keinen Ärger lohnt, und es schaffen, stattdessen lieber an Erfreulicheres zu denken?

Natürlich kann man das. Es ist eine Frage der Bewertung. Wie viel Wichtigkeit räumt man einer eher unerfreulichen Situation ein? Derartige Bewertungsreaktionen sind einfach nur Angewohnheiten, oft anerzogen. Solche inneren Muster durch neue zu ersetzen, zu optimieren, ist reine Übungssache. Sobald uns bewusst wird, dass wir mit unseren Bewertungen den ganzen Tag mit der eigenen Gehirnchemie als Regisseur des Befindens wirken, können wir daraus die Motivation ziehen, Bewertungen tendenziell positiver, lässiger oder großzügiger ausfallen zu lassen.

So oder so – unser Gehirn folgt immer brav der Bewertung mit der passenden Produktion von Botenstoffen. Dabei variiert die Intensität entsprechend der Bedeutung, die dem Thema beigemessen wird.

Bewertungen sind Gewohnheitsmuster. Gewohnheiten sind veränderbar.

In asiatischen Weisheitslehren heißt es manchmal, dass eine tiefgreifende Veränderung in der Psyche, wenn man sich darum bemüht, etwa 9 Monate erfordert, etwa so lange, wie eine Schwangerschaft dauert.

Ganz gleich, ob das Gedankenmuster von größerer Gelassenheit, Heiterkeit und Großzügigkeit sind oder mehr Selbstliebe – hier stimuliert man über das eigene Denken, ob das Gehirn seine „Best-of-Mixturen" voller Serotonin freisetzen darf oder nicht.

„Aber mit einer rosaroten Brille herumlaufen und dann dauernd enttäuscht werden?", ist der Einwand der Zweckpessimisten. Sie erwarten lieber das Schlechteste, um nicht enttäuscht zu werden. Ein optimistischer Gedanke wäre für den pessimistischen Zeitgenossen geradezu verunsichernd. In der amerikanischen Psychologie benutzt man dafür den Terminus „feeling good about feeling bad", sich gut damit fühlen, sich schlecht zu fühlen. Genaugenommen müsste es heißen, sich *sicher* damit zu fühlen, sich schlecht zu fühlen.

Doch diese Art der Erwartungshaltung fährt leider auch den Gehalt der Wohlfühlhormone herunter.

Noch schlechter ist die Nachricht für Menschen, die gerne Abneigung, Schuldzuweisungen oder Hass kultivieren. Wer seinen Vorgesetzten täglich und inbrünstig hasst, fährt seine Adrenalin-, Cortisol- und Noradrenalinproduktion hoch, zugleich sinken Dopamin- und Serotoninspiegel ab – Unruhe, Anspannung und miserable Laune sind die Folge.

Es ist durchaus eine Überlegung wert, inwieweit man sich gestattet, jemanden dauerhaft zu verabscheuen. Ansonsten kann man recht unmittelbar beobachten, welchen Gefühlszustand hasserfüllte Gedanken als Nachwirkung bescheren.

Das ist soweit ein uns geläufiger Zusammenhang. Diffiziler wird es, wenn es um unser Selbstbild, Selbstbewusstsein und Selbstwertgefühl geht. Da wir immer nur in der eigenen Haut stecken, haben wir keine Vergleichsmöglichkeit, ob wir uns besser und souveräner fühlen könnten.

Ein hohes oder ein geringes Selbstbewusstsein wird direkt von unserer Bewertung der eigenen Person verursacht. Fakt ist, dass ein niedriges Selbstwertgefühl mit einem niedrigeren Serotoningehalt einhergeht, was Ängstlichkeit oder Schüchternheit mit sich bringen kann. Menschen, die vor echtem (nicht aufgesetztem) Selbstwertgefühl nur so strotzen, sind gut gelaunt, mutig und aktiv, weil deren Neurotransmitter-Mix in Bestform ist. Aber auch bei ihnen wird die Qualität des Mix reduziert, wenn sie sich ärgern und negative oder arrogante Abwertungen vornehmen.

Das Gehirn reagiert nun mal auf alle Gedanken und Bewertungen mit einem Feintuning der Botenstoffe, es ist ein hocheffizientes Labor für die blitzschnelle Produktion von inneren Zuständen. Innerhalb eines Sekundenbruchteils vermag es einen explosiven Botenstoff-Cocktail von Panik zu liefern und uns fluchtbereit zu machen. Umgekehrt ist es bei einer positiven Bewertung eines Sachverhalts imstande, uns einen schönen Cocktail an Glücksgefühlen zu mixen – im Extremfall („Sie haben zwei Millionen Euro im Lotto gewonnen!") sogar mit berauschendem Endorphingehalt.

Was immer das Gehirn im Dienst Ihrer Bewertungen veranlasst, es betrifft immer unser seelisches *und* körperliches Befinden. Mit der Produktion der jeweiligen Botenstoffe entscheidet das Gehirn über die gerade vorherrschende Emotion, über Lebensfreude, Ausgeglichenheit oder Nervosität, Stress, Ärger, Verkrampfung und so weiter. Das Gehirn ist der Produzent der unterschiedlichsten Gefühlszustände und spielt auf einer komplexen Klaviatur von Botenstoffen, die es permanent in Umlauf bringt (Abb. 12.2). Aber nur als Diener – und zwar als Diener unserer Bewertungen.

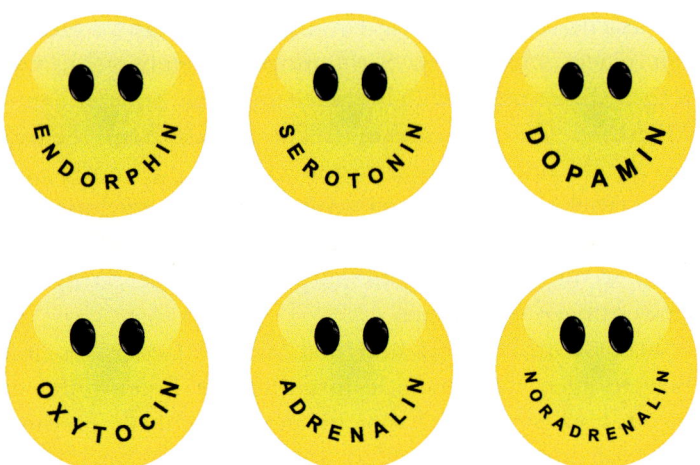

Abb. 12.2   © snyGGG/stock.adobe.com

Wie heißt es so schön in dem weit verbreiteten Sinnspruch: „Herr, gib mir die Kraft, Umstände zu verbessern, die ich ändern kann, die Gelassenheit, Umstände hinzunehmen, die ich nicht verbessern kann – und die Weisheit, das eine vom anderen zu unterscheiden."

12.6 Das Denken – Wurzel allen Übels und Quelle allen Glücks?

Eine andere, sehr interessante Perspektive zum Zusammenhang zwischen unserem Geist und der körperlichen Materie bieten Christine Mann, Tochter des Schriftstellers Thomas Mann, und ihr Gatte Frido Mann, der Sohn des Physikers Werner Heisenberg, der mit seinen berühmten Erkenntnissen zur Quantenphysik bekannt wurde (27. Juni 2017, ZEIT Wissen Nr. 3/2017 vom 25. April 2017; https://wwweite/zeit-wissen/2017/03/frido-mann-christine-mann-quantentheorie-philosophen-familie-werner-heisenberg):

Christine Mann: „Die Quantenphysik lehrt uns, dass jeder Beobachter Teil der Wirklichkeit ist, die er beobachtet. Je nach Versuchsanordnung zeigen sich die Elementarteilchen anders. Wir sind nicht die unbeteiligten Beobachter, die die objektive Wirklichkeit erkennen, sondern unser Denken, unsere Fragestellung verändern die Realität."

Frido Mann: „Und dies lässt den durch die Quantenphysik begründeten und damit revolutionären Schluss zu, dass nicht alles vorherbestimmt ist, sondern dass wir die Zukunft mitgestalten können – nicht nur in Versuchsanordnungen, sondern auch in der Realität."

Sowohl das Vorhandensein eines Beobachters als auch dessen Einstellung beeinflussen also unsere so genannte Wirklichkeit. Willenskraft, Zielstrebigkeit und gezielte Visualisierung dürften in diesem Zusammenhang wirkungsvolle Gestaltungsmöglichkeiten darstellen.

Wenn wir diese Wechselwirkung verstehen, können wir sie für unser Lebensglück nutzen. Chronisch negative Gedanken voller Abneigung und Frustration verhindern zielsicher gute Laune und Erfolg. Freundliche Gedanken erzeugen zielsicher gute Laune, eine bessere Gesundheit, einen klaren Kopf und mehr Erfolg auf allen Gebieten.

Fragen Sie sich nun, ob das nicht eine übertriebene Selbstkontrolle beinhaltet? Benötigen wir dafür vielleicht sogar eine „Gehirnwäsche"? Sind wir dann noch die gleiche Persönlichkeit wie zuvor, wenn wir uns umstrukturieren in unseren Denkmustern?

Es gibt ein wirklich gutes Argument dafür, das eigene Denken positiv und konstruktiv einzuorden. Denn die Denkgewohnheiten haben wir eben nicht aus Reife, Klugheit und Unterscheidungsfähigkeit generiert. Wir haben sie nicht selbst eruiert, bewertet und für richtig befunden. Sondern? Wir haben sie geerbt. Sie wurden uns gelehrt! So wie insbesondere die Mutter dachte, so denken wir meistens auch, das haben wir übernommen wie einen Dialekt. Auch der Vater und die Großeltern hatten großen Einfluss darauf, wie wir denken, wie wir die Welt und vor allem uns selbst sehen.

Vielleicht hatte manch einer von uns eine Mutter und eine Familie, die eine ausgeprägt noble, souveräne, reife und heitere Gesinnung kultivierte. Das wäre der Glückstreffer, unter anderem für das eigene Selbstwertgefühl, da gäbe es dann nichts zu optimieren.

Doch es gibt häufig Familien, in denen seit Generationen besonders mütterlicherseits negative Kritik oder Selbstmitleid dominierte, Pessimismus oder der Gedanke, ein Opfer zu sein. Mit der Frage: „Wer ist schuld an meinem Desaster?" Um dann gern jemandem Schuld zuzuweisen, gefangen in einem Ohnmachtsgefühl, besessen von bitteren und hasserfüllten Gedanken und Bewertungen. Auch Tendenzen, sofort das Schlechte an einer Situation aufzuspüren, Menschen negativ zu beurteilen und zu *ver*urteilen, sind meist im Elternhaus gelernt worden: eine Fülle von Abneigungen für begründet zu halten, Ängste zu schüren und so weiter.

Hat man diese Gedankenmuster fast wie mit der Muttermilch aufgesogen, ist eine Renovierung sicherlich nützlich. Vor allem vor dem Hintergrund, dass man nun reflektiert und aktiv entscheiden kann, welche Gedankenmuster förderlich und beglückend sind und welche Gedankenmuster überflüssig und destruktiv.

Wir können uns leicht „unglücklich denken", aber wir können uns auch „glücklich denken", und zwar ohne realitätsfern und mit rosaroter Brille durch den Alltag zu geistern.

Eine Prüfung der inneren Bewertungsmuster ist einfach hilfreich, um mehr Lebensglück zu generieren. Allerdings erfordert eine solche innere Erneuerung oder Umprogrammierung von destruktiven Gedankenmustern eine Portion Geduld und Beharrlichkeit.

Eine solche „Gehirnwäsche", oder besser ausgedrückt ein solches „Reset" nimmt uns nicht unsere Objektivität, macht uns aber definitiv heiterer und stärker.

13

Gefühle entstehen aus Gedanken

13.1 Traumata – blockierende Erinnerungen im Gehirn

Noch gravierender als eine zu kritische Einstellung sich selbst gegenüber sind blockierende Traumata.

Was sagt die Wissenschaft dazu – was ist ein Trauma, und was ist eine Erinnerung, wenn wir das auf hirnphysiologischer Ebene betrachten? Es handelt sich dabei jeweils um chemische Vorgänge, die als Aminosäuremuster in den Synapsen abgespeichert wurden. In Tierversuchen wurde nachgewiesen, dass in den Gehirnen traumatisierter Tiere ein Anstieg von Alanin, GABA und Valin zu finden war, außerdem ein Abfall der Asparaginsäure und eine leichte Erniedrigung der Glutaminsäure. Es lässt sich bei diesen

© Springer-Verlag GmbH Deutschland, ein Teil von
Springer Nature 2019
G. Rossbach, *Glücksorgan Gehirn,*
https://doi.org/10.1007/978-3-662-57729-5_13

Traumagruppen darüber ein ganz typisches Profil für die Aminosäuren erkennen.

Was bedeuten diese Forschungsergebnisse? Sie ermutigen uns, einen Reset, eine Sanierung und Erneuerung der unerwünschten Aminosäuremuster im Gehirn anzuregen, denn diese Aminosäuremuster sind veränderbar. Nur deshalb ist psychische Heilung überhaupt möglich. Auch Suchtverhaltensmuster lassen sich eindämmen, denn auch diese haben bestimmte „Aminogravuren" in unseren Hirnsynapsen eingeprägt [34, 35].

Es wird danach geforscht, inwieweit medikamentöse Therapien bereits die Entstehung einer posttraumatischen Belastungsstörung (PTBS) verhindern können, indem Medikamente in die Konsolidierung des Gedächtnisses eingreifen. Von PTBS Betroffene werden nämlich immer wieder von quälenden Erinnerungen an traumatische Erlebnisse, wie etwa einen Unfall, heimgesucht.

Bestimmte Wirkstoffe gelten dafür als interessant, darunter schmerzstillendes Morphium. So ergab eine Studie, dass Soldaten mit einer Kriegsverletzung, die das Opiat bald nach dem Unglück eingenommen hatten, seltener eine PTBS entwickelten. Möglicherweise wirkt das Opiat über entsprechende Rezeptoren hemmend auf die Amygdala ein, denn diese Hirnregion trägt dazu bei, Angsterfahrungen zu festigen. Die Erinnerung an einzelne Ereignisse lässt sich also bereits zu einem gewissen Grad abschwächen.

Gibt es auch Mittel, um Gedächtnisinhalte umgekehrt besser abspeichern zu können? Daran arbeitet unter anderem Jane Wang von der Northwestern University in Chicago. Ihr Team stimulierte in einer Studie 2014 die Gehirne von 16 gesunden Probanden durch transkranielle Magnetstimulation. Den Hippocampus kann man damit allerdings nicht direkt erreichen, daher stimuliert man einen Bereich im Hirn, der damit in intensiver Verbindung steht, ein Areal des Scheitellappens an der Oberseite des Gehirns. Interessant: Anhaltende Gedächtnisverbesserung nach mehrfacher Stimulation waren das Ergebnis [36].

Eine tiefe Hirnstimulation mittels implantierter Elektroden ist jedoch stark invasiv, daher wird sie nur bei Patienten mit gravierenden neurologischen Erkrankungen eingesetzt, etwa bei schwerer Demenz. Doch die Verbesserung lag hier bisher nur bei etwa 10 %, was den Nutzen dieser Methode relativiert.

Falls Sie tiefer in die aktuellen Forschungsergebnisse dazu einsteigen möchten, googeln Sie einmal „Optogenetik". Hier wird damit experimentiert, durch lichtempfindliche Proteine (Rhodopsine) bestimmte Nervenzellen an- oder abzuschalten. Damit wurde in Tierversuchen unter anderem eine starke Manipulation von Gedächtnisinhalten möglich, sowohl was eine Aktivierung als auch eine Löschung oder auch eine „gefälschte Erinnerung" betrifft. Sollte das für uns Menschen einmal spruchreif werden, würde das natürlich ethische Diskussionen mit sich bringen.

13.2 Erinnerungen löschen

Bei der Störung nach einer traumatischen Erfahrung setzen Traumatherapeuten mittlerweile gern die Methode EMDR ein (Eye Movement Desensitization and

Reprocessing, zu Deutsch: Desensibilisierung und Neuverarbeitung durch Augenbewegungen). Damit soll die psychische Blockierung tief in den Gehirnstrukturen aufgelöst werden, wobei die reine Erinnerung an das Erlebnis bestehen bleibt. Es geschieht also eine Entkopplung zwischen Erinnerung und der belastenden Emotion.

Das Prinzip der EMDR klingt unglaublich: Während sich der Patient das traumatische Erlebnis ins Gedächtnis ruft, folgen seine Augen der Hand des Behandlers, die sich abwechselnd nach rechts und links bewegt. Durch diese Augenbewegungen werden die Hirnhälften stimuliert und aus noch nicht genau bekannten Gründen darüber in etlichen Fällen die traumatische Abspeicherung in den Hirnzellen gelöscht (Abb. 13.1).

Existiert hier vielleicht ein Zusammenhang zur REM-Phase im Schlaf, in der sich die Augen ebenfalls schnell hin und her bewegen? Dient der REM-Schlaf einem Reset unliebsamer Erfahrungen und der Neukonsolidierung von Erlebnissen?

Der Mediziner Martin Sack von der Technischen Universität München und sein Team prüfte die EMDR-Therapie genauer. Bis zu 8 Therapiesitzungen in der Woche absolvierten die 139 Patienten mit posttraumatischer Belastungsstörung wochenlang. Meist waren es Unfallverletzungen oder sexuelle Gewalt, die den Probanden wiederkehrende Panikattacken bescherten.

Die Patienten sollten sich während der Sitzungen wieder an die erlittene Schock- und Qualsituation erinnern. Eine Kontrollgruppe folgte während der Sitzung keiner pendelnden Handbewegung.

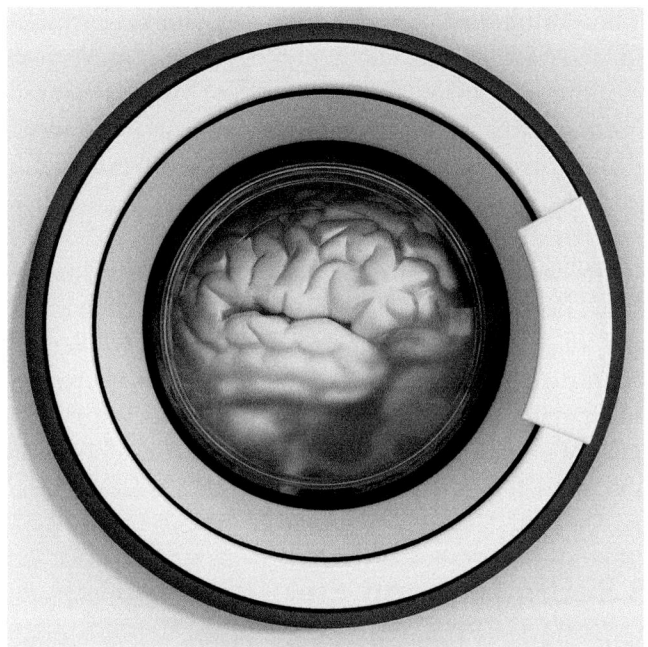

Abb. 13.1   © Destina/stock.adobe.com

Zwar berichteten die Gruppen nach den Sitzungen über deutlich weniger Symptome ihrer posttraumatischen Belastungsstörung. Doch die Patienten, die der pendelnden Handbewegung gefolgt waren, zeigten den deutlich besten Therapieerfolg.

Die heilsame Wirkung lag offensichtlich in der Fokussierung der Augen auf einen äußeren Reiz, nämlich auf die Handbewegung des Therapeuten [37].

Die Erinnerungen, die unser Gehirn abspeichert, sind also veränderbar, nicht nur durch bloßes Vergessen. Forschungsergebnisse zeigen, dass eine Erinnerung wandlungsfähig bleibt und sogar noch nach langer Zeit in einen instabilen Zustand versetzt werden kann, der flexibel ist. Was für eine verblüffende und bahnbrechende Erkenntnis!

Eine Neuprogrammierung wird dadurch also möglich, ähnlich dem Prinzip der Gehirnwäsche. Der neue mentale Input muss dann gespeichert und gefestigt werden. Das ist natürlich Fluch und Segen zugleich – Fluch, weil eine ursprünglich wahre Information verfälscht werden, und Segen, weil eine negative traumatische Erinnerung aufgelöst werden kann.

13.3 Umgang mit Emotionen

Wird eine Emotion umso stärker, je mehr man sie kontrollieren und unterdrücken will?

Das Unterdrücken führt auf jeden Fall nicht dazu, dass die Emotion verschwindet. Die Erregung, die sich an Puls und Blutdruck oder am Adrenalin- und Cortisolpegel ablesen lässt, baut sich im Gegenteil immer mehr auf und stellt einen Status von Stress und Unruhe im Organismus her. Ähnlich als würde man einen Luftballon in einer Badewanne unter den Wasserspiegel drücken, erfordert auch das Unterdrücken einer Emotion eine dauerhafte Energie, die subtil wirkt, aber Stress beinhaltet. Entfällt diese unterdrückende Energie durch tiefes Loslassen oder durch einen äußeren Auslöser, schießt die unterdrückte Emotion an die Oberfläche.

Sven Barnow, Universitätsprofessor in Heidelberg für klinische Psychologie und Psychotherapie, hat festgestellt, dass das Unterdrücken von Emotionen ebenso depressionsfördernd sein kann wie die Neigung zum Grübeln.

Bei notorischen Grüblern ist das Gehirn im für Emotionen wichtigen limbischen System und auch in der so genannten Kontrollinstanz im präfrontalen Kortex enthemmt, was zu einer Dramatisierung der Emotionen führt.

Wenn jemand dazu neigt, seine Gefühle zu unterdrücken, und obendrein zu viel grübelt, bildet sich folglich eine Anfälligkeit für psychische Störungen.

Solche Fehlregulationen entstehen meistens aufgrund von Charaktermerkmalen in Kombination mit Erziehung. Wenn Emotionen nicht geduldet wurden und die Eltern zu negativem Urteilen und viel Kritik neigten, können daraus Hemmungen, Angststörungen oder depressive Stimmungen erwachsen. Auch häufiger Streit im Elternhaus kann zutiefst verstörend auf die Psyche des Heranwachsenden wirken, genau wie erlittene Traumata.

Je nach Schwere der Störung empfiehlt sich eine Psychotherapie. Eine wirkungsvolle neue Therapieform praktiziert achtsamen Umgang mit den eigenen Gedanken und Gefühlen. Sie heißt „Akzeptanz- und Commitment-Therapie", kurz „ACT"; konstruktives und freundliches Denken bildet dabei die Grundlage. Der Klient lernt darüber, sich selbst mitsamt seinen Gefühlen anzunehmen und seine Werte bewusst zu definieren. Grundsätzlich erlebt er sein aktuelles Befinden achtsam und mit Selbstakzeptanz.

Im Praxis-Teil ist die Methode genauer beschrieben (Abschn. 19.4, „Hilfe bei psychischen Problemen").

13.4 Mehr Selbstwertgefühl entwickeln

Wie hören sich Ihre Selbstgespräche meistens an? Da wir mit nahe stehenden Menschen gewöhnlich in der gleichen Weise sprechen wie mit uns selbst, ist es nützlich, sich darüber im Klaren zu sein. Sind Sie eher kritisch oder nachsichtig mit anderen? Öfter freundlich oder unfreundlich? Ermutigen Sie – oder entmutigen Sie? Wie gut sind Sie darin, Komplimente zu empfangen und zu verschenken? Schauen Sie einmal nach – denn wir tendieren dazu, mit anderen Menschen ähnlich zu kommunizieren, wie unsere gedanklichen Selbstgespräche und Selbstbewertungen ablaufen.

Dieses Phänomen können wir zu unserem Vorteil nutzen: Sprechen Sie begeistert, lobend und ermutigend mit sich selbst. Lachen Sie jeden Tag möglichst oft, hören Sie schöne Musik oder singen Sie im Auto den Radiosong mit. Seien Sie zielorientiert und wenden Sie sich innerlich immer der positiven Seite zu; lächeln Sie Ihr Spiegelbild freundlich an. Damit setzen Sie Kaskaden von Wohlfühlhormonen frei!

Sie können Ihr derzeitiges Selbstwertgefühl und Selbstbewusstsein steigern und sich wohler in der eigenen Haut fühlen, indem Sie dieses simple Prinzip des freundlichen Denkens kultivieren, zunächst einfach sich selbst gegenüber. Die Freundlichkeit anderen gegenüber wird automatisch folgen.

Wenn Sie Ihre Selbstliebe und Ihr Selbstbewusstsein stärken wollen, vermeiden Sie unter allen Umständen, sich selbst rigoros zu tadeln: „Wieso habe ich die Tasse umgestoßen? Meine Güte, bin ich ungeschickt!" Bleiben Sie mit sich selbst generell im Modus der Freundlichkeit: „Oh, ich habe die Tasse umgestoßen. Ich glaube, ich bin jetzt besser etwas achtsamer."

Chronisch gute Laune ist garantiert, wenn Sie liebevoll mit sich und Ihren Eigenschaften umgehen, so, als würden Sie ein kleines Kind permanent ermutigen und coachen: „Das hast du richtig gut gemacht" oder „Das versuchst Du morgen einfach nochmal und bekommst das noch besser hin".

Eine positive Grundeinstellung führt unweigerlich zu positiven Ergebnissen. Die Selbstachtung wächst. Die Gesundheit wird verbessert und das Immunsystem gestärkt. Das Wohlbefinden steigt. Effizienz und äußerer Erfolg nehmen zu.

Am besten loben Sie sich jeden Abend für etwas Gelungenes. Wenn Sie Lust haben, loben Sie sich außerdem jeden Abend für 5 gute Eigenschaften, die Sie an sich erkennen. Das können immer wieder andere sein oder immer die gleichen, wichtig ist dabei einfach die positive Gesinnung, die Sie sich selbst entgegenbringen. Ihr Serotonin- und Dopaminspiegel wird Sie sofort belohnen.

Die positive Gesinnung der eigenen Person gegenüber ist einfach nur eine Gewohnheit, die Sie sich aneignen oder weiter verstärken können. In der Folge werden Sie zufriedener mit sich selbst sein und sich auch insgesamt mit Ihrem Leben zufriedener fühlen. Die (durchaus erwünschte) Nebenwirkung dieser inneren Einstellung besteht in einem deutlich freudigeren und herzlicheren Sozialverhalten.

13.5 Intensivkurs zur Produktion von Wohlbefindensbotenstoffen

Was bei Schlafstörungen und Depressionen unter anderem wirkungsvoll helfen kann, sind bestimmte mentale Übungen, welche die Gegenhormone zu Cortisol und Adrenalin freisetzen. Was uns in diesem Zustand hilft, ist die erhöhte Produktion von Oxytocin und Serotonin. Diese beiden Botenstoffe fördern zum Beispiel auch wieder eine ungehinderte Produktion von Melatonin, unserem Schlafhormon. Wenn Sie beispielsweise freundliche Gedanken vor dem Einschlafen denken, verbessert das Ihren Schlaf.

Eine der effizientesten Möglichkeiten, unsere Serotoninbildung zu fördern, ist übrigens Licht – am besten strahlender Sonnenschein. Wer joggt, radelt oder wandert, tankt nicht nur serotoninförderndes Sonnenlicht, sondern aktiviert auch über seine sportliche Aktivität zusätzlich Serotonin und weitere Wohlfühlhormone.

Zu Depressionen neigende Menschen haben in den lichtarmen Herbst- und Wintermonaten typischerweise einfach nur deshalb mehr Appetit auf süße und kohlenhydratreiche Nahrung als im Sommer, weil im Winter weniger Sonnenlicht vorhanden ist. Eine Serotoninsteigerung geschieht also durch Sonne, die beschriebene Ernährung, regelmäßige Bewegung und ausreichend Entspannung und Schlaf.

Und das umso intensiver, wenn man die typischen „Serotoninkiller", nämlich die durch Aufregung, Streit, negative Gedanken und Ärger entstehenden Stresshormone, meidet. Adrenalin und Cortisol senken den Serotoninspiegel wiederum umgehend, einen wohltuenden Serotoninkick liefert das Gehirn dagegen bei freundlichen, liebevollen Gedanken.

Auch die anderen angenehmen Wohlfühlstoffe werden durch ebenso angenehme Gedanken gefördert – solche, die freundlich und kooperativ sind, uns selbst oder anderen gegenüber.

Wenn es uns gelingt, mehr Serotonin und Oxytocin als Adrenalin und Cortisol auszuschütten, kann sogar ein Teufelskreis wie oben beschrieben beendet werden. Aber auch wenn wir nicht in diesen fatalen Modus von Stress und Schlafstörungen geraten sind, tut es einfach gut, einen hohen Gehalt an jenen Wohlfühlstoffen im Blut zu haben.

Um diesen Schub an Wohlfühlhormonen durch die Fokussierung der Gedanken auf positive Inhalte auszulösen, hat Harvard Professor und Glücksforscher Achor dazu ein simples Patentrezept auf Lager, das Sie in Abschn. 14.2 vorfinden.

14

Erfolg beginnt im Kopf, Glück auch

Setzen Sie Ihr Gehirn dazu ein, bewusst Erfolg anzu-
streben, statt auf Zufälle zu hoffen! So lautet die Devise
einer Langzeitstudie aus Harvard, die sich mit Glück
beschäftigt. Seit ganzen 75 Jahren erforscht eine Gruppe
von Wissenschaftlern, derzeit mit dem Harvard-Professor
George Vaillant, wie Menschen ein erfülltes Leben
gelingt. 268 Harvard-Absolventen, Jahrgang 1910 auf-
wärts, wurden vom Studium bis zum Ruhestand begleitet,
zu den Teilnehmern zählte sogar der spätere Präsident
John F. Kennedy. Die Frage, wie sich Glück definiert,
beantwortet Vaillant damit, dass Glück nicht beinhaltet,
die eigenen Wünsche sofort erfüllt zu bekommen, sondern
weniger zu wollen. Wenn wir also die Fähigkeit kultivieren, eher unsere Impulse zu kontrollieren, ohne den Wünschen und Trieben sofort nachzugeben, entfalten wir eine

© Springer-Verlag GmbH Deutschland, ein Teil von
Springer Nature 2019
G. Rossbach, *Glücksorgan Gehirn,*
https://doi.org/10.1007/978-3-662-57729-5_14

größere Zufriedenheit. Darüber hinaus liegt gemäß seiner Langzeitstudie tiefes Lebensglück vor allem in der echten und tiefen sozialen Bindung zu anderen Menschen.

Auch sein Kollege, der Harvard-Professor Shawn Achor, beschäftigt sich seit vielen Jahren mit der Frage, was Menschen glücklich macht. Er hat in seinen Studien spannenderweise auch herausgefunden, was Menschen erfolgreich macht: Glück ist der Schlüssel zum Erfolg – und nicht umgekehrt! Achor stellte nämlich fest, dass wir beruflich viel erfolgreicher sein können, wenn wir glücklich sind. Unser Gehirn ist in einem positiven Zustand schlichtweg leistungsfähiger und kreativer – es ist durchschnittlich um ein Drittel produktiver als in negativem Zustand.

14.1 Denkfehler, die unserem Erfolg im Weg stehen

Die meisten von uns können auf dieses Drittel mehr an Produktivität aber nicht zugreifen, weil sich laut Professor Achor ein entscheidender Denkfehler in unserer Gesellschaft eingeschlichen hat: Wir glauben, erfolgreicher zu werden, indem wir mehr und härter arbeiten.

Je härter wir arbeiten, desto erfolgreicher würden wir – und je erfolgreicher wir dann wären, desto glücklicher würden wir sein. Doch das ist ein Trugschluss.

Sein Credo lautet: Wer glücklich ist, wird automatisch erfolgreicher! (Abb. 14.1)

Weshalb glaubt Achor, dass wir umdenken müssen, um das volle Potenzial unseres Gehirns zu entfalten?

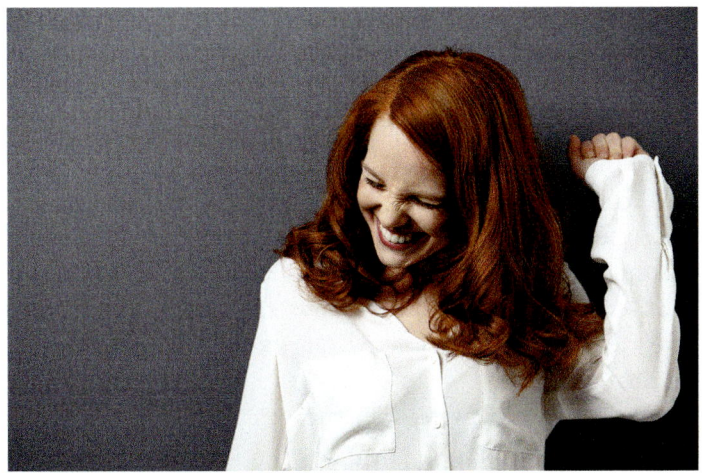

Abb. 14.1   © contrastwerkstatt/stock.adobe.com

In der heutigen Zeit haben sich „viel Stress und wenig Freizeit" zum ultimativen Statussymbol gemausert, doch dazu kann ein Einblick in die Gedankenwelt von Shawn Achor sehr wohltuend sein. Achor betrieb seine gründlichen Studien in unterschiedlichen Ländern und Berufsgruppen, und dabei machte er überall die gleiche erstaunliche Entdeckung: Demnach funktioniert das menschliche Hirn besser, wenn es sich in einem neutralen Zustand befindet, also sorgenfrei und ohne ein belastendes Hintergrundprogramm arbeitet. Besonders leistungsfähig ist das Gehirn jedoch, wenn es sich in seiner Gesamtfunktion in einem positiven, glücklichen Modus befindet. Konzentration und Intelligenzleistung sind dann signifikant besser, die Kreativität ist erhöht und das Energielevel steigt an. Umgekehrt verhält es sich in einer negativen

Befindlichkeit. Energie, Konzentration und Leistungs-fähigkeit sind dann merklich gedrosselt, die Intelligenz arbeitet weniger effizient.

Erstaunlicherweise ist das Gehirn laut Achors Studien im positiven Zustand durchschnittlich sogar um ganze 31 Prozent produktiver. Die Leistung variiert natürlich – die Arbeitsleistung von Ärzten in einem positiv-glücklichen Zustand erwies sich als um 19 Prozent besser, schneller und präziser. Besonders auffallend war das erhöhte Leistungs-level jedoch bei Verkäufern, hier stieg die Effizienz um 37 Prozent.

Nachdem der Wissenschaftler in 3 Jahren insgesamt 45 Länder bereist hat, wo er mit Schulen und Unter-nehmen zusammenarbeitete, lautet sein Fazit eindeutig: Der Irrglaube, dass härtere Arbeit zu größeren Erfolgen führe, existiert überall und zieht sich durch alle Formen der Kindererziehung und des Managements. Wir alle glauben, dass wir erfolgreich sein müssen, um glücklich zu sein – aber es ist genau umgekehrt.

Das Problem dabei ist, dass dieser Denkfehler nicht nur unserer Potenzialentfaltung im Weg steht, sondern auch unser Lebensglück behindert.

Achor erklärt die Ursache damit, dass jedes Mal, wenn das Gehirn einen Erfolg verbucht, die Latte danach höher gehängt wird. Man hat gute Noten bekommen, jetzt müssen noch bessere her. Man hat ein materielles Ziel erreicht, jetzt wird das nächsthöhere anvisiert.

Wir denken, dass wir erfolgreich sein müssen, um glücklich zu sein. Unser Gehirn arbeitet jedoch genau anders herum. Wenn uns hier ein Umdenken gelingt, pas-siert Erstaunliches.

Wenn wir Glück neu definieren, indem wir anstreben, den jeweils heutigen Tag zufriedenstellend zu verbringen, statt das Glück in die Zukunft auf das Erreichen hoher Ziele zu projizieren, finden wir es unvermittelt im Hier und Jetzt. Achors Empfehlung lautet: Wir sollten im gegenwärtigen Moment immer so positiv wie möglich sein! Wenn uns das gelingt, funktioniert das Gehirn effizienter. Darüber sind wir in der Lage, ausdauernder, qualitativ besser, schneller und kreativer zu arbeiten.

Das schließt Fleiß, Disziplin und Zielstrebigkeit also keinesfalls aus, Erfolg basiert hier aber auf einem freudigen Streben und innerer Harmonie, nicht von Stress getrieben oder vor Ehrgeiz verkrampft.

Wer glaubt, dass das leichter gesagt als getan ist, irrt sich. Der Forscher empfiehlt eine einfache Methode, mit der jeder es schaffen kann, im Hier und Jetzt viel mehr Zufriedenheit zu empfinden.

14.2 Das Patentrezept des Harvard-Forschers Achor zum Glücklichsein

Drei Wochen dauert es laut Achor, bis wir deutlich glücklicher leben. Hier Achors Tipp, wie wir unser Gehirn umprogrammieren können, mit nur 2 Minuten täglichem Aufwand an 21 aufeinander folgenden Tagen. In dieser kurzen Zeit sei das Gehirn neu zu programmieren, so dass es optimistischer und erfolgreicher arbeite, behauptet er.

Wie das funktioniert?

Das gelingt, indem man 3 Wochen lang jeden Abend ein kleines Notizbuch führt, in das man täglich 3 *neue* Dinge aufschreibt, für die man dankbar ist.

Nach 21 Tagen beginnt das Gehirn dann von selbst, die Welt zuallererst nach positiven Elementen abzusuchen, statt sie auf negative Dinge zu scannen. Die einfache Methode hat sich in Achors Forschungsarbeit als wirksam erwiesen. Diese Art von Achtsamkeit und Dankbarkeit führt zu einer viel stärkeren Zufriedenheit und entspannt uns auf seelischer Ebene. Was für eine einfache Übung! Und das wiederum ist der Schlüssel zu guter Konzentration, Klarheit und Effizienz. Wie von selbst stellt sich darüber mehr Erfolg ein [38].

Achors Rezept könnte einen Versuch wert sein.

15

Neurowissenschaftler untersuchen den Effekt von Großzügigkeit

Hirnforscher der Universitäten Lübeck und Zürich und der Feinberg School of Medicine in Chicago fanden heraus, dass Großzügigkeit Glücksgefühle im Gehirn auslöst.

Mehrere Studien zeigten, dass Versuchspersonen, die großzügig agiert hatten, danach über ein erhöhtes Glücksgefühl berichten. Prof. Dr. Soyoung Park bezeichnet dieses Glücksgefühl durch eine gute Tat als „warm glow", was im Deutschen mit „wohligem Gefühl" übersetzt werden kann.

Wie kann man so etwas wissenschaftlich untersuchen? Tatsächlich sind die Wissenschaftler dieser Frage mittels Fragebögen und mit funktioneller Magnetresonanztomographie auf den Leib gerückt. Das Experiment basierte darauf, dass alle Versuchspersonen 4 Wochen lang Geld erhielten. Die eine Hälfte wurde gebeten, das Geld für

© Springer-Verlag GmbH Deutschland, ein Teil von Springer Nature 2019
G. Rossbach, *Glücksorgan Gehirn*,
https://doi.org/10.1007/978-3-662-57729-5_15

sich selbst auszugeben, die andere Hälfte sollte den Betrag für Freunde und Bekannte ausgeben, ihnen Geschenke machen oder sie zum Essen einladen.

Der Vergleich der vor und nach dem Experiment ausgefüllten Fragebögen zeigte bereits, dass die großzügige Versuchsgruppe sich glücklicher fühlte als zuvor und auch zufriedener war als die Kontrollgruppe, die das Geld für sich selbst ausgab. Außerdem zeigte sich im Magnetresonanztomographen, wie das Gehirn darauf reagiert. Die Daten belegen, dass die großzügigen Probanden eine erhöhte Aktivierung im temporoparietalen Kortex zeigten, bereits während sie großzügige Entscheidungen trafen. Diese Gehirnstruktur wurde schon früher mit großzügigem Verhalten in Zusammenhang gebracht.

Im Fachjargon lautete der Kommentar, dass sich durch diese erhöhte Aktivierung im temporoparietalen Kortex dessen Konnektivität mit dem ventralen Striatum ändere.

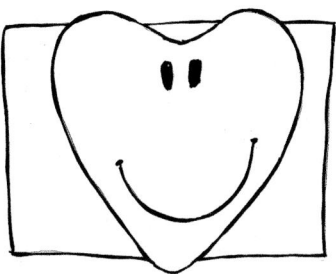

© Gabriele Rossbach

Zu deutsch: „Schenken macht glücklich."

Denn diese Aktivierung im ventralen Striatum ist direkt mit dem Anstieg des Glücksgefühls verbunden. Die Großzügigkeit löst die besagte Aktivierung im ventralen Striatum aus, und genau das schenkt uns den „warm flow", ein wohliges Glücksgefühl, weil dieses Hirnareal die Belohnungsbotenstoffe fließen lässt.

„Wir konnten somit bestätigen, dass es einen Zusammenhang zwischen generösem Verhalten und Glücksgefühlen gibt", fasst Park von der Universität Lübeck die Ergebnisse zusammen. Eine mögliche Motivation, die manche Menschen antreibt, generös zu sein, könnte vielleicht auch in dieser Steigerung des eigenen Glücksgefühls begründet sein. Glücklich machen macht offenbar glücklich [39].

16

Drogenlabor Gehirn

16.1 Depression – Gehirnchemie aus dem Lot

Der Psychiater Aaron T. Beck postuliert, dass Depressionen die Folge von irrational pessimistischen Gedanken und Bewertungen seien. Seitdem stellen die kognitiven Verhaltenstherapeuten im Gespräch mit dem Patienten dessen selbstdestruktive Ideen infrage. Die Klienten lernen, negative Denkmuster zu verändern und darüber auch die negativen Gefühle aufzulösen.

Das gedankliche Umkreisen vermeintlicher Fehler, eigener Unfähigkeiten oder Wertlosigkeitsgefühle sind oft ein Kennzeichen von Depression. Selbstentwertende Gedanken stellen einen gravierenden Risikofaktor für depressive Störungen dar.

© Springer-Verlag GmbH Deutschland, ein Teil von Springer Nature 2019
G. Rossbach, *Glücksorgan Gehirn*,
https://doi.org/10.1007/978-3-662-57729-5_16

Neurologen und Neuropsychologen können das aufgrund bestimmter Hirnaktivität diagnostizieren: Wenn sich depressive Menschen auf eine bestimmte Testaufgabe konzentrieren, dämpfen sie das „default mode network" (DMN) in ihrem Gehirn nicht so stark wie die gesunde Kontrollgruppe [40].

Dieses „default mode network" entspricht einem Ruhemodus, in dem andere Hirnregionen aktiviert sind als im Aktivmodus. Gesunde Menschen gehen in diesen entspannten Modus, wenn sie phantasieren oder tagträumen, mental also nicht aktiv fokussiert sind. Wenn das Gehirn keine Aufgaben aktiv bewältigt, geht es in diesen Ruhezustand über, in dem andere Hirnbereiche aktiv werden als sonst [41].

Forscher deuten dies als ein Indiz für die erhöhte Selbstfokussierung von Depressiven: Sie sind auch dann mit sich selbst beschäftigt, phantasieren auf emotionaler Ebene, wenn es eigentlich um etwas anderes geht. Sie vermögen es nicht gut, sich auf die anstehende Aufgabe zu konzentrieren. Ein chronisches Minderwertigkeitsgefühl ist oft die Ursache für dieses Gefangensein in der eigenen Person, eine Art von zwanghaftem mentalem Monolog, was den Aktivmodus lähmt. Psychisch gesunde Menschen können hingegen die eigene Person und Situation komplett ausblenden, um sich einem Thema, einer Sache oder einem Menschen mit ungeteilter Aufmerksamkeit zu widmen [42].

Eine gesunde, stabile Persönlichkeit basiert dabei auf Selbstliebe und Selbstwertschätzung, um diese Ausgeglichenheit zu erzielen. Das ist die wichtigste Voraussetzung für Lebensglück, Zufriedenheit, Selbstbewusstsein und Erfolg. Zudem sind Selbstliebe und

Selbstwertschätzung die besten Heilmittel gegen Depression.

Der depressive Mensch dagegen entwertet sich und sein Leben permanent. Er kultiviert Gedanken wie „Die Anderen haben natürlich mal wieder mehr Glück als ich. Mein Leben ist ein Desaster. Könnte ich doch …" oder „Was mir da widerfahren ist, demütigt mich. Wieso kann ich nicht besser sein? Ich sollte es den Anderen ein für allemal zeigen" und so weiter [43].

Solche Hintergrundmonologe entsprechen der negativen Version dessen, was im „default mode network" vor sich geht (Abb. 16.1).

Auch bei einer lähmenden Prüfungsangst spult sich während des Lernens ein negatives und blockierendes

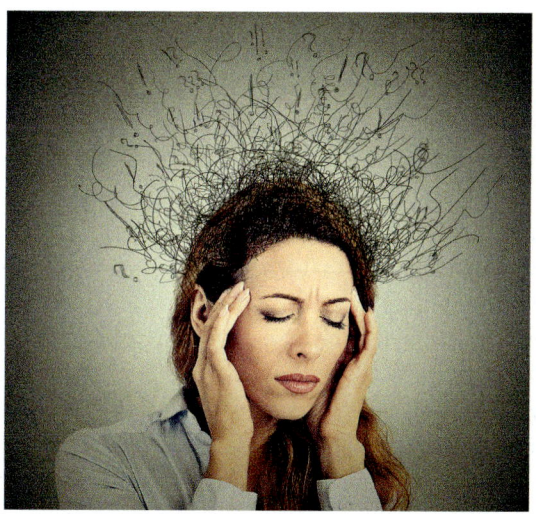

Abb. 16.1   © pathdoc/stock.adobe.com

Mentalprogramm ab. Unterschwellig laufen dann – wie bei einem Film mit Untertiteln – Gedanken mit wie „Ich hasse diesen Prüfer. Und er mag mich auch nicht. Bestimmt lässt er mich durchfallen. Dieses Thema ist ohnehin sinnfrei. Wer soll sich sowas merken? Und wozu überhaupt, ich werde das doch nie brauchen."

Effekt: Der Lernstoff lässt sich kaum aufnehmen und einprägen, der Lernende brütet über einer Seite Text und muss sie ein Dutzendmal lesen, um wenigstens einen Teil davon aufzunehmen. Unter Umständen entsteht mit einem solchen mentalen Untergrundprogramm sogar eine Lernblockade, die entsprechend demotiviert und deprimiert.

Der psychisch Gesunde hingegen malt sich im DMN-Zustand beispielsweise aus, wie gut er die Prüfung absolvieren wird, wie schön er das Wochenende verbringen möchte, oder er erfreut sich an persönlichem Erfolg oder an einer kürzlich erlebten angenehmen Situation – aber eben nur dann, wenn er gerade keine geistige Aufgabe zu erledigen hat.

Die Unfähigkeit, ein solches negatives Hintergrundprogramm ausschalten zu können, blockiert hingegen nicht nur die optimale Bearbeitung von anstehenden Aufgaben oder das Lernen, außerdem wird zuverlässig die Produktion von Wohlfühlhormonen und Neurotransmittern für Motiviertheit und Aktivität verhindert. Zu steigern wäre diese Blockierung höchstens noch durch Gedanken des Selbstmitleids oder der Schuldzuweisung („Hätte ich andere Eltern gehabt, wäre ich jetzt …"). Derartige Gedanken entmündigen denjenigen, der sie denkt, und erwecken in ihm den Eindruck der Hilflosigkeit und Ohnmacht.

Die Neurotransmitter, die das Gehirn brav zu solchen Gedanken liefert, folgen diesen Werturteilen beziehungsweise Entwertungsurteilen. Das Gehirn liefert kaum noch Stoffe, die Motivation erzeugen, und umso mehr sinkt die Stimmung. Solche Wechselwirkungen können in eine Abwärtsspirale der Resignation bis hin zu ohnmächtiger Depression führen.

Da aber jeder Mensch seine Gedanken in bestimmtem Umfang steuern kann, ist es nützlich, entwertende Gedanken bald zu entlarven und sich als eine Art „Gegengift" das Gegenteil zu suggerieren.

Nur im friedlichen Modus befindet sich das „default mode network" in seiner angemessenen Funktion, nämlich in Ruhepausen, um Pläne zu entwickeln, zu phantasieren oder entspannenden Tagträumen zu folgen. Zugleich werden Entspannungs- und Wohlfühlbotenstoffe freigesetzt.

16.2 Der Glückscocktail, den das Gehirn uns mixen kann

Rauscherfahrungen fühlen sich gut an: Es ist ein wunderbares Gefühl, frisch verliebt zu sein, einen Orgasmus zu erleben, ekstatisch zu tanzen oder beim Joggen an seine Leistungsgrenzen zu gehen.

In solchen Momenten sind bestimmte Hirnareale aktiviert und produzieren besonders viel an körpereigenen Drogen, die uns beglücken oder unsere Leistung steigern.

Um es noch mal kurz zu resümieren, wie die Botenstoffe wirken: Endorphin, Serotonin, Dopamin und Oxytocin können uns in etwas höherer Dosis regelrecht berauschen. Adrenalin und Noradrenalin vermögen uns in Kombination damit zu Höchstleistungen zu befähigen. Serotonin stimmt heiter, zufrieden und gelöst. Dopamin liefert Belohnungsgefühle. Gemeinsam können die beiden Neurotransmitter uns fröhlich und aktiv stimmen, sei es nach einem Schuhkauf oder durch ein Flow-Erlebnis. Auch die berühmten rosa Wölkchen, auf denen die Verliebten schweben, beruhen auf einem hohen Dopaminspiegel, gepusht von Adrenalin und Noradrenalin – die die berühmten Schmetterlinge im Bauch flattern lassen.

Die Mischung macht es also! Denn Adrenalin allein fühlt sich überhaupt nicht angenehm an, sondern versetzt uns in den kalten Schweiß angstbesetzter Aufregung. Unter jeglichem Stress wird Adrenalin in einem Sekundenbruchteil in der Nebenniere gebildet und in die Blutbahn geschickt. Das lässt den Blutdruck steigen, das Herz schneller schlagen und fokussiert die Aufmerksamkeit. Energiereserven werden mobilisiert. Adrenalin ist die körpereigene Droge, die die Leistung steigert, vor allem in Kombination mit Noradrenalin. Das lässt einen müden Tiger beim Anblick von Beute im Jagdfieber lospreschen, ebenso wie die verfolgte Antilope durch die Maximaldosis Adrenalin schneller flüchten kann.

Je nach Situation liefert das Gehirn auch noch Endorphine, die Schmerz und Hunger unterdrücken. Sie wirken wie körpereigenes Morphium, ein euphorischer Rausch entsteht, Schmerzen werden nicht mehr wahrgenommen und ein überschwängliches Glücksgefühl kann den Rausch vollenden.

Wer diese vom Gehirn generierten Drogen kennt, möchte gern mehr davon. Nebenwirkungen haben diese körpereigenen Drogen zwar keine, aber süchtig machen können sie dennoch.

Aus diesem Grund sprechen Psychologen neuerdings auch von Verhaltenssüchten. So suchen manche Menschen den körpereigenen Drogenkick im Bungee-Jumping und Extremsportarten, in Glückspiel und Zocken, in immer neuen sexuellen Abenteuern oder in extremen Sonnenbädern. Das ist also keine substanzgebundene Sucht wie bei Alkohol- oder Kokainsucht, sondern eine Situationssucht. Es werden dann immer wieder Situationen mit dem gewissen „Kick" oder „Thrill" aufgesucht, die vorher bereits den Rausch der körpereigenen Drogen geliefert haben. Dabei hängt es natürlich von der individuellen Persönlichkeit ab, ob hier eine krankhafte „Kick"-Sucht eskaliert oder ob man lediglich seinen Alltag etwas aufpeppt [44].

Unter diese Verhaltenssüchte fallen auch Shoppingsucht, Arbeitssucht, Sexsucht oder Sportsucht. Besonders verbreitet ist inzwischen die Handy-Kommunikationssucht, Twitter-Sucht oder die Sucht, sich über Internetplattformen zu präsentieren und zu produzieren. Wie immer sich eine Sucht auch ausdrücken mag, damit geht immer ein Mangel an Zentriertheit und Selbst-Bewusstheit einher, zugleich ist der Hirnstoffwechsel verändert. Man ist ein Stück weit „aus dem Häuschen", steht neben sich und erlebt keine intensive Selbstwahrnehmung.

Glückverheißender ist es, die Glückschemie des Gehirns mit einfachen Mitteln selbst zu beeinflussen. Die simplen Auslöser wurden bereits beschrieben, schließlich veranlasst jeder Gedanke die Ausschüttung bestimmter Botenstoffe. Außerdem kann man natürlich alles meiden, was die Glückshormone reduziert, also Ärger, übertriebene Sorgen, stark negative Gedanken und entwertende Urteile, Neid, Aversion und Hass. Klar ist auch, dass freundliche Gedanken und Handlungen das Wohlbefinden fördern. Vor allem ist die Gesinnung uns selbst gegenüber entscheidend, ob wir selbstbewusst durchs Leben gehen.

Interessant daran ist, dass sich das eigene Selbstbild als regelrecht „ansteckend" für unsere soziale Umwelt erweist, denn unsere Mitmenschen nehmen die Einstellung, die wir zu uns selbst haben, unbewusst wahr und reagieren darauf. Amüsanterweise ist in den Medien dazu manchmal zu beobachten, dass der Erfolg einiger Moderatoren fast ausschließlich darauf zu beruhen scheint, dass diese überaus überzeugt von sich selbst sind. Genau das kann ihnen das Selbstverständnis und das Charisma verleihen, um beim Publikum gut anzukommen.

Ein Mensch, der mit sich selbst aber nicht im Reinen ist, kann begabt sein wie Vincent van Gogh und dann doch ebenso an sich selbst scheitern. Denn im Gegensatz zu etlichen seiner damaligen Künstlerkollegen blieb ihm der Erfolg zu Lebzeiten verwehrt, trotz seiner herausragenden Begabung und der außergewöhnlichen Gemälde. Nach emotionalen Exzessen starb er einsam und verarmt – was durchaus an seiner inneren Zerrissenheit gelegen haben mochte.

17

Aus der Hirnforschung: ein Loblied auf Meditation

17.1 Verblüffende Studienergebnisse aus dem Magnetresonanztomographen

Seitdem man dem Gehirn bei seinen Aktivitäten im Magnetresonanztomographen zuschauen kann, finden Forscher es hochinteressant, darin auch Meditation in ihrer Wirkung auf das Gehirn zu untersuchen. Neurowissenschaftler haben sich unter anderem mit der neuronalen Plastizität (der Eigenschaft von Hirnarealen und Synapsen, sich zu verändern) des Gehirns beschäftigt und mittels Magnetresonanztomographie herausgefunden, dass

© Springer-Verlag GmbH Deutschland, ein Teil von
Springer Nature 2019
G. Rossbach, *Glücksorgan Gehirn*,
https://doi.org/10.1007/978-3-662-57729-5_17

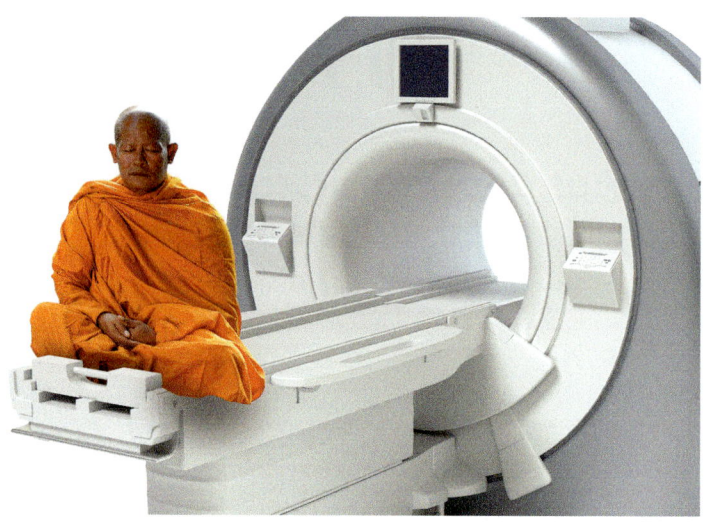

Abb. 17.1 © [M] saravut|abramsdesign/stock.adobe.com (Foto-montage von Nina Heslenfeld, Aachen)

Achtsamkeitspraxis und Meditation allgemein die Hirn-struktur messbar und positiv für das individuelle Erleben beeinflussen (Abb. 17.1).

Größeres Gehirn und klares Denken durch Medita-tion? Forscher des UCLA Laboratory of Neuro Imaging berichten, dass Langzeitmeditierende nicht nur mehr graue Zellen besitzen. Das Gehirn wächst insgesamt! Denn auch die Oberfläche des Hirns wird erstaunlicher-weise durch regelmäßigen Rückzug der Sinne größer, wodurch Nervenprozesse besser ablaufen. Diese Forscher entdeckten, dass mehr Großhirnrindenfaltung entsteht, was zu besserem Denkvermögen führt. Die äußerste Schicht unseres Denkorgans, die Großhirnrinde, ist für

Erinnerungsvermögen, Aufmerksamkeit, Denken und Bewusstsein zuständig. Je mehr Faltungen, desto größer die Oberfläche. Dadurch kann das Gehirn besser Erinnerungen speichern, Informationen verarbeiten, Entscheidungen treffen und vieles mehr [45].

Der Dalai Lama hatte bereits in den 1980er Jahren einen Dialog zwischen Hirnforschung und Buddhismus angeregt. Dies trug zur Gründung des Mind & Life Institutes in Hadley (Massachusetts) bei und half, eine neue Fachdisziplin aus der Taufe zu heben – die „kontemplative Neurowissenschaft".

Nach diesem ersten Impuls des Dalai Lama fanden bereits Ende der 1980er Jahre erste Untersuchungen der Hirnaktivität solcher Mönche statt, die mehr als 10.000 Stunden meditiert hatten, um sie mit der Psyche und Hirnbeschaffenheit von Menschen ohne Meditationserfahrung zu vergleichen. Schon damals zeigten sich markante Ergebnisse dazu, inwieweit diese Praxis unsere Stimmung und unsere kognitiven und emotionalen Prozesse zu beeinflussen vermag. Doch erst später, ab dem Jahr 2000, widmeten sich die Wissenschaftler dem Thema gründlicher.

Ab diesem Zeitpunkt beschäftigten sich weltweit viele Wissenschaftler mit den Effekten von Meditation. Reihenweise wurden langzeitmeditierende tibetische Lamas „in die Röhre geschoben" – in Magnetresonanztomographen. Und EEGs erstellt, Blutwerte gemessen und verglichen.

Inzwischen wurden unter anderem im Labor der University of Wisconsin-Madison und weiteren Universitäten mehr als 100 Mönche und Laienbuddhisten sowie eine große Zahl von Meditationsanfängern wissenschaftlichen Studien unterzogen.

Besonders bekannt sind in diesem Zusammenhang die langzeitmeditierenden Neurowissenschaftler Matthieu Ricard, Antoine Lutz und Richard J. Davidson. Alle drei renommierten Wissenschaftler leiten Harvard-Studien und stellen sich darüber hinaus auch selbst als Versuchspersonen zur Verfügung, da sie über langjährige Meditationspraxis verfügen.

Matthieu Ricard ist in gewisser Hinsicht besonders fachkompetent. Er hat Molekularbiologie studiert, mit Abschluss in Zellulargenetik und Promotion bei dem Nobelpreisträger Francois Jacob am Institut Pasteur. Ricard arbeitet nicht nur in einer *wissenschaftlichen* Elite. Er spielt auch in der ersten Liga des Buddhismus: Als praktizierender Buddhist war er jahrelang Schüler des bekannten und vielgerühmten Kangyur Rinpoche. Nach dessen Tod wurde Ricard Mönch und persönlicher Assistent des ebenfalls im Buddhismus hoch angesehenen Dilgo Khyentse Rinpoche.

Seit vielen Jahren arbeitet Ricard als Forscher weltweit mit anderen Neurowissenschaftlern und Psychologen zum Themengebiet Meditation. Diese Studien weisen die Effekte von Meditation auf wissenschaftlicher Grundlage nach. Matthieu Ricards Buchveröffentlichungen zeigen diese Zusammenhänge und Auswirkungen konkret, ausführlich und unterhaltsam auf.

Sollten Sie selbst einmal tibetischen Mönchen oder womöglich dem Dalai Lama begegnen, erkennen Sie bald, wie heiter, zufrieden und charismatisch diese Langzeitmeditierenden sind. Bereits über die Medien kennen viele

Menschen die vergnügte und unerschütterliche Ruhe des Dalai Lama.

Und es liegt nicht am Verzehr zahlreicher Glückskekse, dass die meisten buddhistischen Mönche genau die gleiche gelöste, heitere Gelassenheit ausstrahlen, und zwar trotz ihres asketischen – aus unserer Sicht scheinbar freudlosen – Lebenswandels. Genau darauf wurden die wissbegierigen Neurophysiologen seit dem Jahr 2000 aufmerksam und entwickelten die Neugier, diesen positiven Zustand und dessen Ursache wissenschaftlich zu ergründen.

Belustigt erfuhr dann die Welt aus den Medien, dass die Wissenschaftler nun mit großem Forschungsdrang tibetische Mönche in Kernspintomographen schoben und deren Gehirne observierten.

Zeigt sich Spiritualität im Gehirn?

Die Wissenschaftler studierten also nun weltweit die Hirnfunktionen langzeitmeditierender tibetischer Mönche in Magnetresonanztomographen, außerdem erstellten sie EEGs und werteten die vor und nach deren Meditationen entnommenen Blutproben aus, um sie auf diverse Werte zu untersuchen. Besonders auffällig war in allen Fällen der sofortige Anstieg weißer Blutkörperchen nach der meditativen Praxis, was auf eine Stärkung des Immunsystems hinweist [46].

Bei den ersten EEGs an Langzeitmeditierenden veränderten sich während der Meditationen die Hirnfrequenzen so stark, dass die Neurologen zunächst glaubten, ihre Geräte seien defekt. Zu stark und zu positiv erschienen den irritierten Forschern die Hirnfrequenzen in der tiefen meditativen Entspannung der tibetischen Mönche.

Wachstum der Hirnzellen

Die Studien im Magnetresonanztomographen zeigten damals auch als Erstes, dass regelmäßiges Meditieren die Arbeitsweise und Struktur des Gehirns verändert.

Interessant ist dabei die Zone der so genannten Insula, beziehungsweise Inselrinde, wo die größte Oberflächenvergrößerung festzustellen war. Die Inselrinde ist beispielsweise für subjektive emotionale Erfahrung, für Empathie und für die eigene Körperwahrnehmung verantwortlich.

Lazar wies eine Verdichtung der Großhirnrinde mit Hilfe der Magnetresonanztomographie nach; die Probanden hatten zuvor 40 Minuten täglich meditiert.

Eine weitere Studie von Sara Lazar und ihren Kollegen ergab, dass die altersbedingte Abnahme von Hirnsubstanz im Stirnhirn bei Meditierenden verringert ist. Diese Areale haben mit Planen, bewusstem Handeln und Problemlösung zu tun. Bei älteren Menschen werden diese Bereiche nicht mehr so intensiv benutzt, daher erfolgt ein Abbau dieser Hirnzellen.

Durch Meditation oder sonstiges geistiges Training werden diese Gehirnzellen jedoch erhalten und bleiben funktionsfähig. Demnach kann Meditation dem altersbedingten Abbau von Hirngewebe entgegenwirken.

Meditation verändert also nicht nur die kognitiven und emotionalen Abläufe, sondern auch das Volumen bestimmter Hirnareale. Lazar fand, dass bei Meditierenden das Volumen der grauen Substanz in der Insula und im präfrontalen Kortex größer ist als bei Kontrollpersonen. Wer jahrelang regelmäßig meditiert oder betet, dessen Frontallappen ist also meist signifikant größer als der von nichtspirituellen Menschen. Dieser Bereich des Gehirns wird unter anderem trainiert, wenn wir unsere Konzentration intensiv fokussieren.

Gehirnforscherin Britta Hölzel hatte dazu über 8 Wochen eine Studie mit 16 Versuchspersonen durchgeführt. Es wurden Magnetresonanzbilder vor und nach Achtsamkeitsmeditationen gemacht. Dabei stellten die Forscher vom Massachusetts General Hospital der Harvard Medical School fest, dass sich in dieser kurzen Zeit bereits Zellstrukturen messbar veränderten [47].

Spektakuläre Ergebnisse wurden genannt: In einigen Arealen verdichtete sich die graue Hirnsubstanz, hauptsächlich im zentral gelegenen Hippocampus, der bei der entspannten Selbstwahrnehmung aktiviert wird.

Die Hirnscans der Kontrollgruppe, die keine Achtsamkeit trainiert hatten, zeigten keine Veränderung. Ein Fragebogen entsprach ebenfalls dem Ergebnis der tomographischen Aufnahmen, denn die Probanden, die diese Zentrierungsmethode geübt hatten, waren nach den 8 Wochen entspannter und stressresistenter. Sie hatten ein wirksames Hirntraining durchgeführt, indem sie sich knapp 30 Minuten täglich auf die achtsame Selbstwahrnehmung konzentriert hatten.

Auch der Psychologe Dr. Ulrich Ott von der Universität Gießen hat Hirnscans aus dem Magnetresonanztomographen ausgewertet und eine Ausdifferenzierung des Hippocoampus festgestellt bei Menschen, die Achtsamkeit trainieren.

Besonders spektakulär könnte für uns sein, dass die Neurowissenschaftler F. Kurth, E. Wu und D.S. Black in 2014 tatsächlich auch eine Volumenvergrößerung unseres „Bewusstseinszentrums", des Precuneus, durch Meditation nachwiesen. Die Forscher stellten „ein signifikantes

Anwachsen der grauen Zellen im Precuneus" fest. Die verminderte Aktivität in diesem Zentrum kann hingegen, wie schon in Kap. 5 beschrieben, zu gravierenden Identitätsstörungen führen, bis hin zum Empfinden jener bedauernswerten Cotard-Patienten, die tot zu sein glauben. Umgekehrt ist es offenbar insbesondere auch wiederum dieser im Scheitelbereich des Gehirns lokalisierte Precuneus, der eine klare, wache Selbstbewusstheit erzeugt, wenn er stark ausgeprägt und neuronal aktiv ist [48].

Angst ist sichtbar

Bei Meditierenden nahmen im Gegensatz dazu aber die Hirnsubstanz und die Aktivität im so genannten Mandelkern, der Amygdala, ab. Dieser Bereich liegt vor dem Hippocampus und ist bei negativen Empfindungen sowie Stress oder Ängsten aktiviert. Somit zeigt sich also ein positiver Effekt für unser Befinden, wenn sich hier das Volumen der Hirnzellen verringert.

Schon in der Kindheit offenbart sich Angst tatsächlich in sichtbaren Veränderungen an derartigen Hirnstrukturen. Ein Team um Shaozheng Qin von der Stanford University untersuchte 76 Kinder im Alter von 7–9 Jahren auf Symptome von Ängsten und bildete anschließend ihre Gehirne mit einem Kernspintomographen ab. Bei ängstlichen Kindern waren Teile der Amygdala deutlich vergrößert. Die Nervenzellen der Amygdala sind zuständig, um Situationen emotional zu bewerten und tragen zum Gefühl der Angst und Ängstlichkeit bei.

Ab 7 Jahren lassen sich bei Kindern Ängstlichkeit und psychische Neigungen diagnostizieren, und dem entspricht die sichtbare Veränderung im Gehirn. Die

Forscher stellten einen deutlichen Zusammenhang zwischen stärkerer Angst und Größe der Amygdala fest, umgekehrt ließ sich aus den Kernspinbildern ablesen, wie ängstlich die jeweils untersuchten Kinder waren [49].

Bei der Amygdala, diesem emotionalen Verarbeitungszentrum im Gehirn, zeigen sich Störungen sowohl durch eine Verkleinerung als auch durch eine Vergrößerung, je nach Art der Abweichung. Bei ADHS-Patienten, die häufig zwischen verschiedenen Gemütszuständen hin und her schwanken und teilweise aggressive Ausbrüche haben, ist die Amygdala verkleinert. Im Gegensatz zu Depressiven oder sehr ängstlichen Menschen, denn bei Depressiven stehen eher Niedergeschlagenheit und eine Verringerung der Emotionen im Vordergrund, oft in Kombination mit einer ängstlich-besorgten Grundstimmung. Dort sieht man im Kernspin eine tendenziell vergrößerte Amygdala (Abb. 17.2) [50].

17.2 Stressreduzierend und antidepressiv

Meditationsverfahren aus Fernost prägen in Einklang mit diesen Erkenntnissen die neue Welle der Verhaltenstherapie. Sie helfen sogar Patienten, die als schwer therapierbar gelten. Achtsamkeit heißt das Konzept, bei dem der Meditierende seine Gedanken, Gefühle oder Körperempfindungen wahrnimmt, ohne sie zu bewerten. Es geht darum, die normalerweise zerstreute oder vagabundierende Aufmerksamkeit bewusst ins Jetzt und zu sich selbst zurückzuholen.

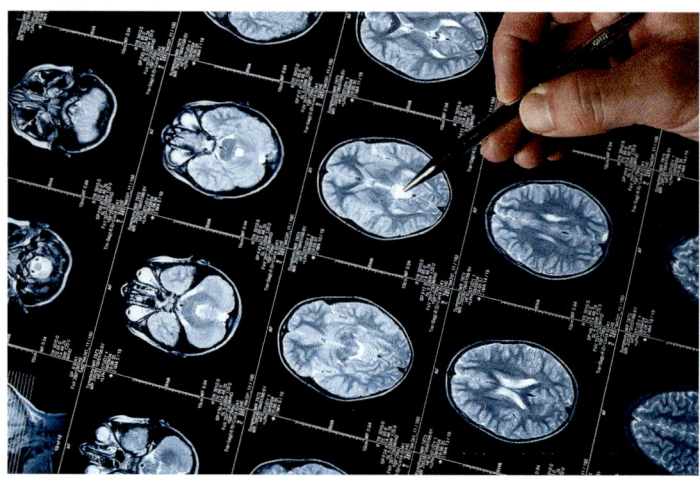

Abb. 17.2 © haydenbird/Getty Images/iStock

Solche uralten Meditationstechniken sind, wie erwähnt, inzwischen klinisch und neurobiologisch gut untersucht. Sie verbessern auch laut schulmedizinischer Einschätzung die Stress- und Emotionsregulation. „Und sie treffen in einer auf Effizienz und Leistung ausgerichteten Gesellschaft einen Nerv", meint Psychologie-Professor Johannes Michalak von der Universität Witten/Herdecke.

Besonders gut hilft die Meditation Depressiven, die gerade eine akute Phase der Krankheit überwunden haben; sie senkt bei ihnen das Rückfallrisiko. Die Patienten lernen zum Beispiel durch die Achtsamkeitspraxis, negative Gedanken und Gefühle als momentane Zustände des Geistes wahrzunehmen, die wieder verschwinden.

Zentral ist Achtsamkeit auch in der dialektisch-behavioralen Therapie. Die Psychologin Marsha Linehan arbeitete mit extrem suizidgefährdeten Patientinnen, die oft an einer Borderline-Störung litten und sich selbst verletzten. Borderline-Patienten sind emotional, fühlen sich schnell gekränkt und reagieren dann häufig aggressiv. Linehan suchte nach meditativen Methoden in einer Version, die den Patienten half, sich selbst zu akzeptieren. Sie fand den Ansatz dazu in Meditationstechniken wie dem Zen und der Achtsamkeit. Das war vor zwei Jahrzehnten, als Meditation in der Psychotherapie noch als verschrobene Idee galt, doch heute ist diese Therapie Goldstandard bei Borderline [51].

Die Idee der Achtsamkeit findet sich auch zunehmend bei etlichen neuen Therapieansätzen, etwa der Akzeptanz- und Commitmenttherapie (ACT, s. auch Abschn. 19.4).

Kaum noch Angst-Stress? Die Versuche dazu ergaben tatsächlich, dass Meditierende vor gefürchteten und angsteinflößenden Aufgaben – zum Beispiel spontan vor fremdem Publikum einen Vortrag zu halten oder Prüfungsfragen zu beantworten – weniger Stresshormone ausschütteten. Seelenruhe und guter Schlaf waren eine weitere Nebenwirkung. Achtsamkeitspraxis und andere Meditationsmethoden linderten Depressionen und verbesserten den Schlaf, das wiesen die Psychologen John Teasdale und Zindel Segal bereits im Jahr 2000 nach. Durch regelmäßiges Meditieren und zusätzliche kognitive Verhaltenstherapie verminderte sich das Rückfallrisiko bei Depressionen um knapp 40 Prozent.

Damit war diese Behandlung ähnlich wirkungsvoll wie die Verabreichung von Antidepressiva, jedoch ohne deren Nebenwirkungen. Ein weiteres Bonbon für die

Praktizierenden war eine Steigerung des Konzentrationsvermögens und immer auch die deutliche Stimmungsverbesserung.

Macht Meditieren fröhlich? Serotonin, unser wichtigstes Hormon für ein gutes Lebensgefühl, wird tatsächlich verstärkt produziert. Gelassenheit und Heiterkeit waren also das direkte Ergebnis meditativer Praxis, auch der Dopaminspiegel war erhöht. Dieser Anstieg von Serotonin und auch von Dopamin wurde im Blut nachgewiesen.

Sämtliche Arten von Meditation heben nicht nur den Serotoninspiegel, sondern lassen die EEG-Frequenzen des Hirns ruhiger und freudvoller schwingen. Das Hirn spirituell orientierter Menschen weist außerdem generell einen höheren Dopamingehalt auf. Mit diesem Botenstoff sind Menschen motivierter und unternehmungslustiger [52].

Gibt es neben dem regelmäßigen Meditieren weitere Charakteristika der tibetischen Langzeitmeditierenden, bei denen die wissenschaftlichen Ergebnisse immer so besonders markant ausfallen?

Signifikant ist bei ihnen ein meditatives Training der Denkgewohnheiten, das schon im Kindesalter einsetzt. Die Gesinnung und Ausrichtung des Denkens ist friedlich und freundlich, frei von Schuldzuweisung, Abwertung, Groll, Aversionen und auch frei von Selbstmitleid. Tibetische Buddhisten werden zur Abschwächung des Egoismus erzogen, eher hin zu Altruismus. Stets widmen sie ihre guten Wünsche und ihre karmischen Verdienste „*allen* fühlenden Wesen", ein sehr liebevoller Gedanke.

Wieder mag man einwenden, dass hier eine Indoktrination des Denkens stattgefunden hat. Denn wie denkt das durchschnittlich sozialisierte westliche Gehirn?

Häufig konkurrenzorientiert und kritisch-abwertend. Solche nie hinterfragten und aus dem Elternhaus übernommenen Denkgewohnheiten erinnern zudem, wenn man sie mit der Perspektive innerer Ruhe vergleicht, eher an eine Horde unkontrollierter Affen, die im Kopf willkürlich hin und herspringen.

17.3 Meditation gegen Entzündungsvorgänge und Zellalterung

Die aktuellen Studien fördern immer noch weitere positive Ergebnisse zutage. Sie deuten jetzt darauf hin, dass Entzündungen und andere zelluläre Stressfolgen und sogar altersbedingte Zelldegeneration durch Meditieren reduziert wird. Richard Davidson vom Institut für biomedizinische Forschung in Barcelona zeigte mit seinem Team, dass bereits nach einem Tag intensiver Meditation die Werte der Entzündungsmarker sanken, allerdings nur bei erfahrenen Meditierern.

Was bedeutet das?

Vermag Meditation womöglich einen heilsamen Einfluss auf Arthritis, Rheuma oder Zahnfleischentzündungen auszuüben? Vielleicht sollten hierzu auch wieder tibetische Langzeitmeditierende untersucht werden [53, 54].

Es kommt aber noch besser. Cliff Saron, University of California in Davis, stellte fest, dass bei Meditierenden vermehrt Enzyme zum An- und Abschalten von Genen im Blut zirkulieren. Er konzentrierte sich mit seinem Team hier besonders auf die Telomerase. Diese so genannten

Telomere sind Moleküle, die die Schutzkappen am Ende der Chromosomen regenerieren.

Diese Schutzkappen sorgen für die Stabilität des Erbguts bei der Zellteilung. Denn mit jeder Zellteilung werden die Chromosomen ein wenig kürzer, so wie bei einer Fotokopie einer Fotokopie einer Fotokopie die Prägnanz immer mehr nachlässt. Nach einer bestimmten Abnutzung und Verkürzung unterschreitet die Länge schließlich eine kritische Grenze der Kopierfähigkeit. Dann erfolgt irgendwann keine Zellteilung mehr.

„Forever young" mit Meditation? Verglichen mit Kontrollpersonen zeigten Meditierende jedenfalls eine erhöhte Telomerase-Aktivität. Das sind erste wissenschaftliche Hinweise darauf, dass Meditation die Zellalterung verlangsamt [55, 56].

17.4 Hirnstromwellen und Befinden

Auch Untersuchungsergebnisse mittels EEGs zu den Hirnstromfrequenzen geben Aufschluss zur Meditationswirkung.

Die folgenden Untersuchungsergebnisse gelten vor allem für die effiziente Metta-Praxis, die auch „Liebende-Güte-", „Mitgefühls-" oder „Freundlichkeitsmeditation" genannt wird.

Bei tibetischen Mönchen, welche diese Freundlichkeitsmeditation praktizierten, konnte Hirnforscher und Psychologe Richard Davidson von der Harvard Universität mittels Elektroenzephalogramm (EEG) einen Anstieg der Hirnstromwellenfrequenz auf eine 40 Hz- oder auch Gamma-Aktivität messen (Abb. 17.3).

MENSCHLICHE GEHIRNWELLEN

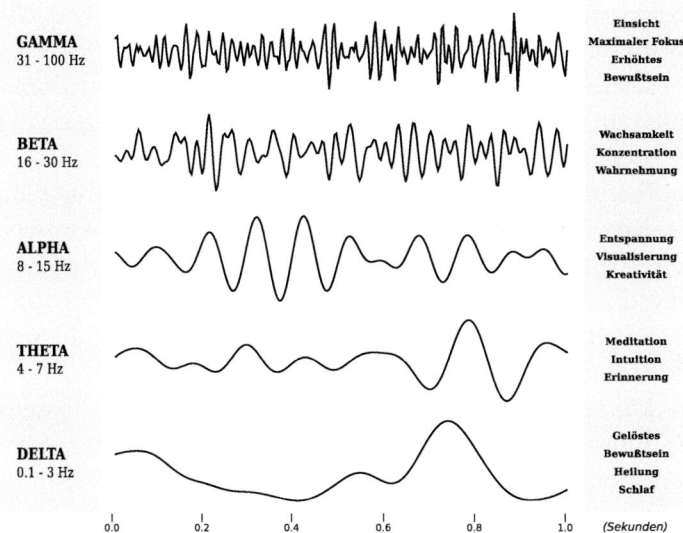

Abb. 17.3 © Stanislav Palamar/Getty Images/iStock

Die Glücksfrequenz

Gamma-Wellen (100–38 Hz) wurden zuletzt entdeckt und sind noch am wenigsten erforscht. Sie zeigen eine hohe Frequenz und werden mit Spitzenleistungen („peak performance"), starker Fokussierung und Konzentration, hohem Informationsfluss, mystischen und transzendenten Erfahrungen in Verbindung gebracht. Waren mehrere Hirnareale in dieser Gamma-Frequenz synchronisiert, beobachtete man auch Verschmelzungserlebnisse, das Gefühl universellen Wissens und Ausweitung des Bewusstseins. Derzeit werden vor allem Gamma-Wellen im Frequenzband um 40 Hz im Zusammenhang mit fokussierter Meditation erforscht. Dabei ist ein besonderes Kennzeichen die Synchronisation weiter Gehirnbereiche beim Vorhandensein der Gamma-Wellen.

Diese großflächig auftretenden Gamma-Wellen dominierten vor allem in der so genannten Metta-Praxis, der Liebende-Güte-Meditation der tibetischen Mönche.

Bei dieser Meditationsart werden Liebe und Mitgefühl erzeugt, indem man ganz simpel liebevolle Wünsche denkt. Das erzeugt eine besondere geistige Verfassung, bei der ein Anstieg der Gamma-Aktivität im Gehirn der Langzeitpraktizierenden gemessen werden konnte, die sich zunehmend im gesamten Gehirn ausbreitete.

Diese Aktivität ist mit großer Wachheit und Präsenz verbunden. Laut Dr. Ulrich Ott, einem der bekanntesten Hirnforscher Deutschlands, tauchen Gamma-Wellen – wenn überhaupt – normalerweise nur kurz im Gehirn auf und sind nicht nur zeitlich, sondern auch räumlich begrenzt. Ott vermutet, dass sie für die extreme Wachheit stehen könnten, von der die Meditierenden berichten.

Man geht derzeit davon aus, dass diese Gamma-Aktivität eine Art übergeordnete Steuerfrequenz sein dürfte, die weiträumig verteilte Hirnareale synchronisiert und deren Informationen zusammenführt; damit verbunden ist ein brillanter Geisteszustand.

Zu ähnlich außergewöhnlichen Ergebnissen kam auch der bereits zitierte Richard Davidson in seiner Studie über „Kognitive Höchstleistungen und extreme Wachheit bei 40-Hertz-Aktivität". Davidson konnte bei buddhistischen Mönchen, welche die tibetische „Mitgefühlsmeditation" praktizierten, den Anstieg der Hirnstromwellenfrequenz auf eine 40-Hz- beziehungsweise Gamma-Aktivität mit Hilfe eines Elektroenzephalogramms (EEG) messen.

Auch hier wurde der Fokus auf Liebe und Mitgefühl gerichtet und es wurden dabei liebevolle Gedanken „ausgesendet". Auch Davidson beobachtete diese besondere geistige Verfassung, verbunden mit dem Anstieg der Gamma-Aktivität.

Solche extrem koordinierten Gamma-Oszillationen, wie sie bei den Meditierenden gemessen wurden, entsprechen keinem sonst bekannten geistigen Zustand [57].

Alle Hirnbereiche scheinen in dieser Verfassung miteinander kommunizieren zu können. Ott kommentiert diese Messung: „Wenn alle Neuronen synchron schwingen, wird alles eins. Und genau das ist die zentrale Aussage der spirituellen Erfahrung." Die Neurologen haben also Bewusstseinserweiterung als Hirnfrequenz messen können.

17.5 Loblied auf die Meditation

Ohne dass die Wissenschaft das vorhatte, geraten sämtliche Forschungsergebnisse zu einer Empfehlung, denn immer noch weitere positive Effekte wurden entdeckt. Es hagelt weiterhin positive Ergebnisse aus den Studien.

Als zum Beispiel der Neurologe und Emotionsforscher Richard Davidson an der University of Wisconsin tibetische Mönche mit Langzeiterfahrung in Meditation im Magnetresonanztomographen untersuchte, fand er eine weitere Auffälligkeit. Im Gegensatz zu Meditationsunerfahrenen zeigte sich bei den Langzeitmeditierenden eine deutlich höhere Aktivität der Großhirnrinde des Stirnhirns auf der linken Seite, wo auch die starke Gamma-Aktivität besonders deutlich messbar wird. Die Aktivität dieses frontalen Kortex auf der linken Seite entspricht laut Davidson immer einer positiven Grundstimmung, also Gelassenheit, Heiterkeit und innere Ruhe.

Die Aktivität dieser Hirnregion stand zusätzlich in Verbindung mit einer Stärkung der Immunabwehr, wo nach einer Injektion von Grippeviren eine höhere Konzentration von Antikörpern im Blut festgestellt werden konnte [58].

Davidson erwähnt in diesem Zusammenhang, dass eine starke Aktivität der rechten Großhirnrinde des Stirnbereichs dagegen mit negativen Emotionen wie Ärger, Neid, Wut oder Hass einhergeht [59].

Ähnlich wie regelmäßiger Ausdauersport macht uns also auch Meditation gesund und fit. Bereits in einer Studie von 2006 wies Stefanie Tangeten nach, dass Langzeitmeditierende über ein besseres Immunsystem verfügen, das mit zunehmender Meditationserfahrung noch weiter gestärkt wird. Bei Meditierenden sind auch die mit bewusster Aufmerksamkeits- oder Emotionssteuerung verbundenen Hirnbereiche aktiver als bei Nichtmeditierenden, wie ihre Studien zeigen.

Das wissenschaftliche Magazin *Proceedings of the National Academy of Sciences* beschreibt ebenso wie unter anderem auch Dr. Rumpf in seiner Dissertation an der Uni Gießen, dass erfahrene Meditierende bei verschiedenen Meditationstechniken auch eine geringere Aktivität in jenem Gehirnbereich zeigten, welcher mit Aufmerksamkeitsfehlern und Störungen wie Phobien verbunden ist, oder auch mit der Aufmerksamkeitsdefizit-Hyperaktivitäts-Störung (ADHS) und dem Aufbau von Betaamyloidplaques (Alzheimer Krankheit). (Siehe auch [56])

Eine Studie von Cahn & Polich wies nach, dass im Meditationszustand positive Wesensveränderungen messbar sind, die bei Langzeitmeditierenden auch nach der Meditation fortbestehen [60].

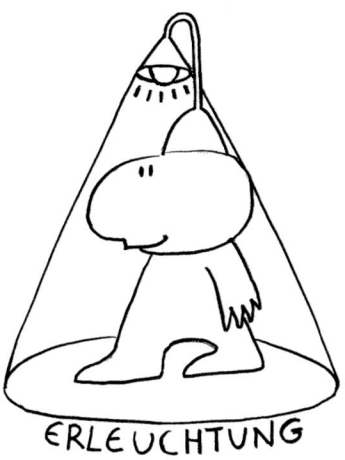

© Gabriele Rossbach

„Menschen mit langjähriger Meditationspraxis sind Meister der Selbstbeobachtung, Bewusstheit, Gefühlskontrolle sowie Selbstregulierung. Insofern stimmen unsere Ergebnisse mit diesen Beobachtungen überein", erklärt dazu die Studienleiterin Eileen Luders.

Und so geht es weiter und weiter … Auch Hirnforscherin Sara Lazar von der Harvard Universität und ihr Team bestätigen durch Hirnscans die Selbsteinschätzung der Menschen, die meditieren. Im Gegensatz zur Kontrollgruppe fühlten sie sich deutlich wohler und ausgeglichener.

Wissenschaftler Richard Davidson stellte fest, dass selbst bei Meditationsunerfahrenen bereits durch nur 8-wöchiges Praktizieren von Meditation im Gegensatz zur Kontrollgruppe die eingangs beschriebene Aktivierung des linken Stirnhirns erfolgte. Damit einher ging nicht nur eine Stärkung der Immunabwehr, was sich durch eine höhere Konzentration von Antikörpern im Blut nachweisen ließ. Typisch für die Aktivierung des linken Stirnhirns, berichteten die Versuchspersonen vor allem von weniger Ängsten und einer insgesamt positiveren Grundstimmung [61].

All diese Untersuchungsergebnisse zu Meditation bilden unbeabsichtigt eine Art begeistertes Plädoyer für Meditation. Schlagzeilen wie diese tauchen seit Jahren in aktuellen wissenschaftlichen Kommentaren auf:

- Meditation verändert die Verarbeitung von Gefühlen.
- Hirnareale vergrößern sich, unter anderem mit dem Effekt einer gesteigerten Leistungs- und Konzentrationsfähigkeit.
- Eine Kombitherapie aus Achtsamkeitsmeditation und Gruppenpsychotherapie kann Depressive vor Rückfällen bewahren.
- Meditierende spüren weniger Schmerz als Nichtmeditierende. Dabei ist ihre Insula, eine Kortexregion, die unter anderem Schmerz verarbeitet, stärker durchblutet.
- Bewusstes, achtsames Wahrnehmen von Ängsten kann diese Ängste lindern.
- Erkenntnis aus jüngerer Zeit: Meditation hält die Hirnalterung auf. Graue und weiße Substanz bleiben auf jugendlichem Niveau erhalten.

- Meditieren und Achtsamkeitspraxis scheinen Entzündungen zu lindern.
- Gesundheit und Fitness profitieren von Meditation.
- Meditierende sind sozial kompetenter.
- Meditation macht zufrieden und glücklich.

Die Wirtschaftspsychologie ist schon lange, seit 2013, auf den Zug aufgesprungen und widmet dem Thema Meditation seitdem immer wieder viel Raum [62] (Abb. 17.4):

- http://wwwirtschaftspsychologie-aktuelle/strategie/strategie_2013tml
- Strategie: Glückstraining (17. Dezember 2013)
- Strategie: Führungsziel Gesundheit (25. November 2013)
- Strategie: Mitgefühl lernen (19. November 2013)
- Strategie: Selbstreflexion für bessere Führung (2. Oktober 2013)
- Strategie: Bewusst wie – im Büro (18. Juli 2013)
- Strategie: Selbstschädigendes Verhalten aufgeben (12. Juni 2013)
- Strategie: Sich gesund meditieren (11. Juni 2013)
- Strategie: Mit Achtsamkeit besser arbeiten (27. März 2013)

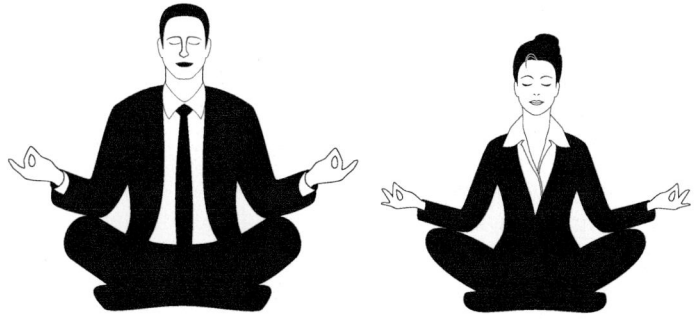

Abb. 17.4   © Stanislav Palamar/Getty Images/iStock

Einige knapp zusammengefasste Infos aus diesen Strategie-Links geben ebenfalls Studienergebnisse wieder und wurden durch die Anwendung bestätigt.

Meditierende bekommen generell mehr „soziale Kompetenz" von ihren Mitmenschen bescheinigt. Sie erhalten das Feedback, sie seien gelassener, aufmerksamer und fröhlicher geworden. Meditierende sagen auch von sich selbst, dass sie sich bewusster und lebendiger fühlen und ihre Umwelt intensiver wahrnehmen würden als vor der Meditationserfahrung. Viele bezeichnen sich als „resilienter", also als problemresistenter als vor den Jahren der Meditation. Sie seien heiterer geworden und lachten mehr, reagierten empathischer und fühlten sich mehr betroffen, wenn jemand Schwierigkeiten hat oder leidet. Langzeitmeditierende beobachteten auch, dass negative Emotionen oder Stimmungen nur noch kurzfristig vorhanden seien und dass sie ihr inneres Gleichgewicht viel schneller wiederfänden. Laut Tangeten sind die feststellbaren Unterschiede zwischen Meditierenden und Nichtmeditierenden signifikant [63].

Dass sich im Übrigen besonders die Metta-Praxis, in der man liebevolle Wünsche denkt, lohnt, davon ist Matthieu Ricard überzeugt.

Als buddhistischer Mönch des Shechen Klosters in Nepal und gleichzeitig promovierter Molekularbiologe verfügt er nicht nur über mehr als 40.000 Stunden Meditationserfahrung, sondern vermag seine empirische Erfahrung den wissenschaftlichen Kollegen kompetent zu übermitteln. Interessanterweise ist er fähig, freundliche Güte in der Freundlichkeitsmeditation gering, mittel und hoch dosieren zu können. Mit der höchsten Dosierung fühle er sich am wohlsten, sagt er dazu. In seinen Büchern, vor allem im Buch *Glück* berichtet Ricard unterhaltsam über seine Erfahrungen und Studien.

Die Wohlbefindensforscherin Barbara Fredrickson hat mit ihrem Team untersucht, wie Meditation wirkt und ob sie zur Gesundheit beiträgt.

Zuerst stellte sie eine Verbesserung des sozialen Miteinanders durch Meditation fest. Büroangestellte fühlten sich durch Meditieren wohler und empfanden sich stärker als Teil der Gemeinschaft.

Fredrickson vermutet, dass positive Gefühle den Geist öffnen und den Aufbau neuer Fähigkeiten fördern. Zusammen mit ihrem Forscherteam untersuchte sie, wie Freude oder Liebe – ausgelöst durch bestimmte Meditationen – die körperliche Gesundheit stärken. Ihre Studie „How positive emotions build physical health" wurde im Mai 2013 in der Online-First-Version der Fachzeitschrift *Psychological Science* veröffentlicht:

Sie trainierte 65 Angestellte der University of North Carolina 6 Wochen lang in der Metta-Praxis, der Liebende-Güte-Meditation.

Jeden Tag wurde diese Methode für eine Viertelstunde an einem ruhigen Ort in aufrechter Sitzhaltung praktiziert. Es wurden dabei in Gedanken Formeln für Glück, Gesundheit und Freude wiederholt, die man anderen Menschen wünscht. Vor und nach dem Training wurde mit Elektroden die Aktivität des Vagusnervs gemessen. Dieser Teil des vegetativen Nervensystems ist aktiv, wenn sich das Herz oder die Organe des Bauchraums entspannen. Eine höhere Aktivität des Vagusnervs steht also für entspanntes Wohlbefinden und ist zudem ein Marker für Gesundheit.

Hier ihre Resultate der Liebende-Güte-Meditation:

- **Gute Gefühle:** Im Gegensatz zur Kontrollgruppe nahmen die Meditierenden schon nach 6 Wochen signifikant mehr Freude, Hoffnung, Dankbarkeit, Liebe und weniger negative Gefühle wahr.
- **Bessere Bindung:** Der positivere Gefühlszustand bewirkte, dass die Beziehungen zu anderen Menschen enger und besser wurden.
- **Aktiver Vagusnerv:** Die positiven Gefühle und die besseren Bindungen führten zu einer größeren Vagusaktivität. Das ist der objektive Befund für bessere Gesundheit und tiefere Entspannung.
- **Glücksspirale:** Die Meditation bewirkte eine Art „Glücksspirale". Die positive Gefühlsstimmung führte zu besserem Miteinander, der Vagusnerv funktionierte aktiver, das Wohlbefinden war auf psychischer und physischer Ebene nochmals verstärkt.

Das Forscherteam kommt zur Schlussfolgerung, dass regelmäßig kultivierte gute Gefühle geradezu einen Nährstoff für die Gesundheit bilden. Zusätzlich stärken sie das Miteinander und verbessern die vegetative Gesundheit, was dazu führt, dass Menschen umso mehr auf freudvolle Momente und gute Beziehungen achten.

Es wurden durch diese Meditationsform deutlich wahrnehmbare positive körperliche Veränderungen im vegetativen Nervensystem und in der Psyche verursacht; auch das Sozialverhalten wurde verbessert.

Fazit des Teams: Man kann sich gesund und glücklich meditieren. Die Liebende-Güte-Meditation macht fröhlich, einander zugetan und gesund [64].

Die *Badische Zeitung* schrieb am 22. Mai 2014 in der Online-Rubrik Medizin: „Meditation kann gegen Krankheiten wie Depressionen helfen". Die ursprünglich buddhistischen Techniken können gegen Depressionen, chronische Schmerzen und ADHS helfen. Die buddhistische Praxis des meditativen Gewahrseins wird in der westlichen Medizin zunehmend ernst genommen. Vor 30 Jahren wurde diese von dem amerikanischen Professor Jon Kabat-Zinn als Methode zur Stressbewältigung in die klinische Praxis eingeführt. Mittlerweile hat sie Einlass gefunden in die Behandlung von Depressionen oder Essstörungen, HIV oder Krebs. Als esoterische Spinnerei oder bloßes Wellnessangebot wird sie längst nicht mehr abgetan, wie kürzlich ein Kongress zur „Achtsamkeit in Medizin und Psychotherapie" in Freiburg deutlich machte. Selbst viele Krankenkassen bezuschussen Achtsamkeitskurse zur Stressbewältigung. „Die Zahl der wissenschaftlichen Veröffentlichungen dazu explodiert."

Zu **„Mindfulness Meditation", Achtsamkeitsmeditation** heißt es, dass Studienleiter Madhav Goyal, Internist an der University of California San Diego School of Medicine, und sein Team vor allem der so genannten Achtsamkeitsmeditation positive Auswirkungen zuschreiben. Dabei nimmt der Meditierende Reize aus seiner Umgebung wahr und akzeptiert auch den Fluss der Gedanken, fokussiert sich aber dennoch auf den eigenen Körper, zum Beispiel auf den eigenen Atem oder auf die Fußsohlen beim langsamen Gehen.

Gute Resultate erzielte Meditation laut der Forschungsarbeit auch bei Depression. Positive Effekte ließen sich zudem bei der Behandlung von Angst nachweisen. Obendrein scheint Meditieren schmerzlindernd zu wirken [65].

Auch wenn mich als Autorin schon längst die Sorge plagt, Sie in diesem Kapitel mit all diesen positiven Studienergebnissen zu langweilen, füge ich noch einige wenige hier an, wobei man durchaus noch etliche Seiten damit füllen könnte, aber das erspare ich Ihnen nun wirklich.

Letztlich bestätigen Studien von Sara Lazar die Selbsteinschätzung der Menschen, die Achtsamkeit und Zentrierung trainieren und sich im Gegensatz zur Kontrollgruppe deutlich wohler und ausgeglichener fühlten. Die Neurowisschenschaftlerin Stefanie Tangeten hat ergänzend erwähnt, dass Meditierende von ihrem Umfeld häufiger die Rückmeldung erhalten, sie seien gelassener, aufmerksamer und fröhlicher geworden. Sie sagen dabei von sich selbst, dass sie sich lebendiger fühlen und ihre Umgebung intensiver wahrnehmen.

Viele der Meditierenden ergänzten, dass Probleme ihnen grundsätzlich nicht mehr so viel anhaben können, wie das vor den Jahren der Meditation der Fall war, auch lachen sie mehr, wenn etwas Erheiterndes wahrgenommen wird, andererseits seien sie empathischer, wenn jemand in Schwierigkeiten sei oder leide. Negative Gefühle oder Zustände seien seltener und nur noch kurzfristig vorhanden, die innere Ausgeglichenheit sei stabil. Die feststellbaren Unterschiede zwischen Meditierenden und Nichtmeditierenden sind laut Tangeten in allen Punkten signifikant.

Auch Studien von Cahn & Polich wiesen nach, dass im Meditationszustand messbare Effekte in Form von positiven Zustandsveränderungen auftreten, die bei Langzeitmeditierenden auch im nichtmeditativen Zustand weiterbestehen.

Verschiedene Arten von Meditation und unterschiedliche Trainingsdauer führen auch gemäß weiterer hirntomographischer Untersuchungen und Fragebogenauswertungen zu kurz- und langfristigen, jeweils nachhaltigen Veränderungen im Gehirn [66].

Und so weiter und so fort. Solche Forschungsergebnisse zeigen auf jeden Fall, dass wir mit unserer geistigen Aktivität die emotionalen Zentren unseres Gehirns und unsere innere Befindlichkeit gestalten. Meditation intensiviert auch schon nach kürzerer Praxis die soziale Kompetenz, Konzentration, Offenheit und Lebensfreude.

Manfred Spitzer, Hirnforscher der Uni Ulm, kommentiert all diese positiven Ergebnisse damit, dass jede geistige Aktivität Spuren im Gehirn hinterlässt und dass diese Spuren wiederum die zukünftige Hirnfunktion beeinflussen. Wir formen, modellieren und gestalten das eigene Gehirn also permanent. Das Gehirn ist also nicht nur lernfähig, was Fertigkeiten oder Wissen betrifft.

Auch für den Neurowissenschaftler Davidson stellen diese Befunde eine weitere Aussage darüber dar, dass sich das Gehirn und das Bewusstsein – also die gesamte Persönlichkeit – durch Meditation und geistige Arbeit gezielt fördern lässt. Mit anderen Worten: Mit unserem Geist gestalten wir nicht nur unsere Welt, wir formen sogar ganz konkret die emotionalen Zentren und Befindlichkeiten unseres Gehirns.

Das sind wirklich gute Nachrichten.

Unser Gehirn kann demnach also auch Depression oder Angst oder Minderwertigkeitsgefühle ER-lernen und wieder VER-lernen. Es kann lernen, ausgeglichen und heiter zu sein und dementsprechende Botenstoffe zu produzieren.

Und in besten Hirnstromfrequenzen zu schwingen. Ein wichtiger Schlüssel dazu liegt offenbar in freundlichem Denken, Achtsamkeit und in Meditation [67].

Vielleicht vermochten diese Forschungsergebnisse bei Ihnen eine gewisse Neugier auf Meditation zu wecken; meine persönliche jahrelange Erfahrung deckt sich auf jeden Fall mit all diesen Studien. Meditation ist wunderbar und höchst wirkungsvoll, auch gerade in den einfachsten Anwendungsformen. Daher möchte ich Ihnen in Kap. 19, dem abschließenden Praxisteil, die Möglichkeit anbieten, selbst einmal mit ganz einfachen und angenehmen Meditationsmethoden zu experimentieren.

Schließlich ist und bleibt die persönliche Erfahrung das einzig wirklich Relevante, und vielleicht ist eine Methode dabei, die Sie individuell anspricht und Ihnen schon bald eine spürbar wohltuende Wirkung vermittelt.

18

Grundlos glücklich sein

Manchen Zeitgenossen gelingt es nicht einmal, trotz guter Gründe glücklich zu sein. Und umgekehrt – es gibt Naturtalente, die sind gut gelaunt, ausgeglichen und zufrieden, selbst wenn die Umstände wenig beglückend sind. Von solchen Naturtalenten können wir alle lernen. Wie der Harvard Professor Achor darlegte, ist zum Beispiel Dankbarkeit für die scheinbar selbstverständlichen Dinge eine gute Basis.

Der buddhistische Mönch und Zenmeister Thich Nhat Hanh sagt: „Das größte aller Wunder ist es, lebendig zu sein. Achtsamkeit ermöglicht uns, dieses Wunder zu berühren." Diesen Satz finden wir in vielen seiner Bücher wieder, es ist einer seiner Schlüsselsätze. Und Selbstachtsamkeit oder Selbstachtung lässt uns das eigene Dasein als Faszinosum erkennen und wertschätzen.

© Springer-Verlag GmbH Deutschland, ein Teil von Springer Nature 2019
G. Rossbach, *Glücksorgan Gehirn,*
https://doi.org/10.1007/978-3-662-57729-5_18

Es gibt aber auch ein paar typische Sabotagefaktoren, die gute Laune und Glück im Keim ersticken. Und diese Sabotagefaktoren haben ihren Keim auch wieder in der Art des Denkens. Unbewusst nutzen wir die Macht des Denkens nämlich erstaunlich oft zur Selbstsabotage.

In Kap. 19, dem Schlussteil, geht es um die praktische Anwendung der bisher erläuterten Kenntnisse. Denn nur durch einen Willensbeschluss funktioniert die Optimierung leider nicht oder nur für einen Tag. Es braucht schon ein paar Taktiken, Strategien und konkrete Methoden, um das Wissen zur Optimierung umzusetzen.

Die Macht des Denkens nutzen

Resilienz, die zähe Fähigkeit, nach Krisen weiterzumachen und sich zu regenerieren, macht das dafür erforderliche eigene Potenzial verfügbar. Diese Widerstandsfähigkeit gegenüber Stress, Lebenskrisen und Schicksalsschlägen basiert zum großen Teil darauf, sich selbst zuständig und kompetent genug zu fühlen, um die eigene Situation handhaben zu können. Wer sich aber als hilflos und ausgeliefert definiert, gleitet leicht in Niedergeschlagenheit, Passivität oder sogar in Ohnmachtsgefühle.

Die so genannten Glückspilze unter uns unterscheiden sich von ihren negativen Pendants, den scheinbaren „Pechvögeln", meist nur durch ihre konstruktive und eigenverantwortliche Einstellung. Bei den Pechvögeln findet man stattdessen eher Selbstmitleid und Schuldzuweisungen vor, oder ein Hadern mit dem Schicksal.

Ein Glückspilz lässt sich von Krisen oder Schicksalsschlägen nicht so leicht unterkriegen – im Gegenteil: Er wächst dadurch. Man nennt diese Persönlichkeiten auch „Stehaufmännchen" oder Zeitgenossen, die „immer auf die Füße fallen". Sie nehmen Probleme als Herausforderung an und sind sich der Selbstverantwortung für die eigene Zufriedenheit bewusst. Wer sich aber des eigenen Potenzials kaum bewusst ist und unter geringem Selbstbewusstsein leidet, hält sich für schwach und ausgeliefert.

Wie immer folgt das Gehirn auch hier den jeweiligen Überzeugungen mit der Produktion passender Neurotransmitter (Abb. 18.1).

Wer sich selbst als Herr des eigenen Schicksals sieht und bereit ist, vorhandene Probleme anzupacken und zu lösen,

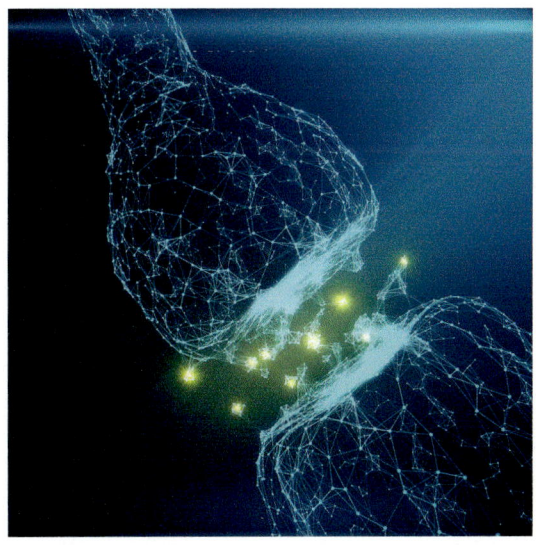

Abb. 18.1 © rost9/stock.adobe.com

dessen Dopamin- und Noradrenalinspiegel liefert dazu auch die Motivation und die Aktionsbereitschaft.

Wir haben das eigene Denken normalerweise oft nicht sonderlich unter Kontrolle. Versuchen Sie jetzt doch bitte einmal, unter keinen Umständen an die Unterlage zu denken, auf der Sie sitzen. Auch nicht daran, wie Ihre Sitzgelegenheit aussieht. Und weder die Sitzfläche noch Ihr darauf ruhendes Körpergewicht wahrzunehmen.

Ist Ihnen das gelungen? Dann darf man Ihnen gratulieren, denn Sie haben bereits eine gewisse Herrschaft über den beeinflussbaren und unruhigen Geist erlangt. Ganz ähnlich wie Menschen, die längere Zeit meditieren, denn auch diese können ihre Geistesaktivität bewusst steuern, zur Ruhe bringen und sich hervorragend konzentrieren.

19

Praxisteil: Das Gehirn als Glücksorgan trainieren

19.1 Schwächende und stärkende Gedanken

Manchmal würden wir den Alltagsturbulenzen gern die Stirn bieten und in uns selbst ruhen, unerschütterlich und gelassen. Robust, widerstandsfähig und mit der Fähigkeit gerüstet, Probleme oder Krisen selbstbewusst, konstruktiv und kreativ zu bewältigen.

Die Ausrichtung des eigenen Denkens spielt dabei eine nicht unerhebliche Rolle. Sich zu diesem Zweck eine positivere Gesinnung anzueignen, falls wir damit nicht aufgewachsen sind, ist zwar nicht ganz einfach, denn unsere Denk- und Gefühlsgewohnheiten sitzen tief. Doch wenn man es ändern möchte, gelingt das mit Hilfe eines

© Springer-Verlag GmbH Deutschland, ein Teil von
Springer Nature 2019
G. Rossbach, *Glücksorgan Gehirn,*
https://doi.org/10.1007/978-3-662-57729-5_19

ausdauernden gedanklichen Trainings, um bessere Botenstoffe in Umlauf zu bringen und sich wohler in der eigenen Haut zu fühlen.

Stärkende Gedanken sind grundsätzlich immer freundlich. Freundlich zu sich selbst, freundlich über andere.

Um mit der eigenen Art des Denkens wunschgemäß umgehen zu können, beleuchten wir aber auch die Gedanken, die schwächen und uns sabotieren. Eigentlich wissen wir das längst, doch im Alltag machen wir es uns nicht bewusst und fallen trotzdem auf schwächende Gedankenmuster herein.

Notieren Sie einmal 5 Eigenschaften, die Sie an sich gut finden und die am besten jeder haben sollte. Was mögen Sie an Ihrem Aussehen? Welche Ihrer Verhaltensweisen sind positiv?

Wie hat sich beim Nachdenken darüber Ihre Stimmung verändert?

Wenn Sie Zweifel am Effekt dieser Gedankenausrichtung haben, machen Sie doch gleich das Gegenteil der positiven Ausrichtung. Kritisieren Sie jemanden in Gedanken und finden Sie 5 negative Eigenschaften an diesem Menschen.

Wer sich zu allem Überfluss dann noch ein paar allgemeine ärgerliche Gedanken über politische Missstände genehmigt, dazu eine persönliche Schuldzuweisung und schließlich noch Gedanken der Missgunst und des Grolls, erkennt spätestens dann an der prompten Stimmungsveränderung, wie die Art des Denkens die Laune unmittelbar beeinflusst. Denn kein Faktor ist so geeignet, einen sabotierenden Teufelskreis ins Leben zu rufen wie Groll und Aggression.

19.2 Gedankenexperiment – stimmungshebend oder stimmungssenkend

Sie können Ihre persönliche Macht Ihres Denkens und dessen physiologische Auswirkung auch noch intensiver erproben.

- Denken Sie minutenlang an etwas Ärgerliches oder Besorgniserregendes oder an einen Umstand, der Ihnen sehr missfällt. Fühlen Sie dann in den Körper hinein, betrachten Sie Ihre Stimmung, Ihren Gesichtsausdruck, Ihre Handinnenflächen.
- Denken Sie 2 Minuten lang an etwas Erfreuliches in Ihrem Leben oder an eine schöne Situation. Reflektieren Sie Ihr inneres Befinden, nehmen Sie Ihren Gesichtsausdruck wahr. Wie fühlen sich Ihre Handinnenflächen an?

Ablehnende und negative Gedanken heben den Stresspegel, den man unter anderem am Hautwiderstand und der leicht erhöhten Handfeuchtigkeit ablesen kann. Bekanntlich sind warme trockene Hände im Gegensatz dazu ein Zeichen für Gelassenheit und Wohlbefinden.

Wenn Sie sich beispielsweise ein nettes passendes Kompliment für einen Menschen ausdenken, hat sich dabei Ihr Gesichtsausdruck und vielleicht auch Ihre Stimmung verändert, denn freundlich zu sein entspannt und harmonisiert das Gehirn – und darüber das Nervensystem und den ganzen Körper Abb. 19.1).

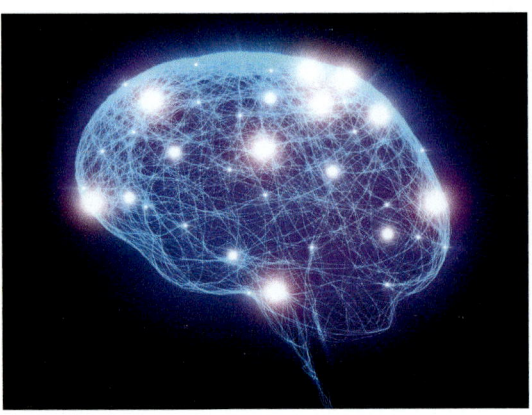

Abb. 19.1   © Henrik 5000/Getty Images/iStock

Gefühle von Feindseligkeit, Streit und Aggressionen veranlassen das Labor des Gehirns hingegen, unterschwellig den Kampfmodus zu aktivieren – es produziert Adrenalin, mehr Noradrenalin als sonst und Cortisol, und zwar auf Kosten der wohltuenden Botenstoffe, die reduziert werden. Der Körper wird zwar nur subtil und auch nur wenig in den unkomfortablen Fluchtmodus versetzt, doch das reicht, um Nervosität auszulösen. Infolgedessen fühlen wir uns angespannt, zumal wir die Unruhe nicht ausagieren und tatsächlich flüchten (wovor auch). Neben dem alarmierenden Stresshormon Adrenalin wird außerdem Cortisol produziert, welches sich im Körper nur langsam abbaut.

Cortisol versetzt uns in den stabilen Überlebens-Wachmodus, ganz gleich, wie müde und erschöpft wir sind. Schließlich sorgt das Gehirn zuverlässig dafür, dass wir im Zustand von Feindseligkeit, Ärger oder Hass unbedingt kampf- und abwehrbereit bleiben müssen, ganz gleich, wie müde wir uns fühlen. Dazu schüttet es diesen Wachmacher Cortisol aus, einen Botenstoff, der sich verhängnisvoll auswirken kann. Wir schlafen dann wenig, unruhig und schlecht, am Tag sind wir müde und reizbar. Das Gehirn interpretiert diesen Zustand dann leider in aller Unschuld: Stress weiterhin vorhanden, Problem nicht gelöst, „Bedrohungsmodus" besteht fort – Achtung, lieber wach bleiben! Abwehrbereit bleiben. Mehr Cortisol! Dann liegt man abends im Bett, ist erschöpft, fühlt sich todmüde, kann aber trotzdem nicht einschlafen. Manchmal tauchen dazu noch zig Gedanken auf. Dieser fatale Prozess kann zu ernsthaften Schlafstörungen führen, die in einen Teufelskreis münden, denn das Gehirn empfängt vom Körper keine „Entwarnung" mehr. Nach gewisser Zeit kann ein chronisch erhöhter Cortisolspiegel zu tiefer Erschöpfung, Krankheiten und Burn-out führen.

19.3 Mehr Selbstliebe und Selbstbewusstsein generieren

Wer achtsam und konstruktiv mit sich selbst, seinen Gedanken und Gefühlen umgeht, erliegt solcher Dynamik normalerweise nicht, sondern optimiert sein Selbstwertgefühl und seine Gelassenheit. Dazu trägt wesentlich bei, gute Gedanken über sich selbst zu kultivieren.

Denn: „Deinen größten Feind trägst du in dir selbst", sagt der Psychotherapeut Rolf Merkle. Damit ist der innere Kritiker gemeint, der selbstkritisch kommentiert und überhöhte Forderungen stellt. Gerade, weil diese Stimme von innen kommt, kann man ihr schwer entgehen. Die wesentliche Frage zum Selbstwertgefühl lautet: Wie denke ich eigentlich über mich selbst?

Hat man das erkannt, geht es darum, das zu tun, was Menschen mit geringem Selbstwertgefühl so schwerfällt: sich selbst so anzunehmen, wie man ist.

Negativbeispiel: Frau probiert in einem Laden eine weiße Jeans an und betrachtet sich in der Umkleidekabine. Mollige, aber auch schlanke und selbst magere Frauen denken in solchen Momenten oft selbstdestruktiv: *„In der Jeans habe ich einen furchtbar dicken Hintern!"* Unzufrieden dreht frau sich hin und her, um ihre Rückseite kritisch im Spiegel zu betrachten. Ganz gleich, ob sie die Jeans kauft oder nicht, sie hat kein sonderlich gutes Gefühl dabei. Missmutige Gedanken an die Kalorienmenge des bevorstehenden Abendessens oder der Beschluss, dringend eine Diät zu beginnen, können dann den Rest des Tages sabotieren.

Die weiblichen Wesen, die über genügend Selbstliebe und Selbstbewusstsein verfügen, stehen anders vor dem Spiegel und kommentieren ihre Rückseite eher positiv*: „In der Jeans sehe ich schön kurvig und weiblich aus!"* Zufrieden kaufen sie die Hose und freuen sich auf den weiteren Verlauf des Tages.

Ähnlich bei sportlicher Leistung. *„Wie gut war ich heute? Besser als beim letzten Mal?"* Manch einer schaut immer nur auf die Optimierung, der Schrittzähler am Handgelenk entscheidet über Zufriedenheit und Unzufriedenheit, Stolz oder Missmut, und tendenziell kritisieren viele die eigene Leistung: *„Aber vorige Woche war ich schneller und hatte eine bessere Kondition."* Wenige klopfen sich nach dem normalen absolvierten Training innerlich anerkennend auf die Schulter.

Aber bremst allzu viel Wohlwollen sich selbst gegenüber nicht den Ehrgeiz und die Entfaltung des Potenzials aus? Eher nicht, es motiviert auf Dauer viel mehr, wenn man die eigene Leistung anerkennt und sich deswegen auf das nächste Training freut.

Bei vielen ist sowohl die Kritik an anderen, als auch die Selbstkritik stark ausgeprägt. Mentale Selbstbewertungen können die eigene Persönlichkeit, das Aussehen oder Tun recht unbarmherzig kommentieren, beispielsweise *„Ach, ich bin mal wieder so ungeschickt!"* oder *„Ich sehe furchtbar aus"* oder *„Bestimmt hält mich mein Gegenüber für unterlegen"*.

Es hilft, diese Gedanken sofort zu entlarven und mental zu kontern. Indem man Kritik und Selbstabwertung augenblicklich identifiziert, kann man sich angewöhnen, sie ebenso unmittelbar zu transformieren. Den ärgerlichen Gedanken *„Ach, ich bin wieder so ungeschickt!"* kann man umwandeln in *„Na und, Scherben bringen Glück! Jetzt bin ich einfach etwas achtsamer"*. Den selbstkritischen Wunsch *„Sähe ich bloß besser aus!"* kann man verwandeln in *„Ich mag mich so, wie ich bin"* und so weiter.

Sich selbst anzunehmen, wie man ist, bedeutet ja nicht, zu stagnieren oder nichts mehr für ein gepflegtes Äußeres oder die Fitness zu tun. Selbstverständlich sollte man auf sich achten, Sport treiben oder sich stylen – aber aus Lust und aus einer freudigen Motivation heraus.

Mit ein paar gedanklichen Impulsen wie diesen kann die Einstellung zu sich selbst noch weiter aufgewertet werden:

- Stellen Sie irgendwo in Ihrem Blickfeld ein paar Lieblingsfotos von sich selbst auf, die Sie fröhlich, aktiv und gutgelaunt zeigen.
- Schauen Sie Ihrem Spiegelbild freundlich in die Augen, schenken Sie sich ein anerkennendes Lächeln.
- Bringen Sie Mitgefühl und Verständnis für sich selbst auf, aber vermeiden Sie Selbstmitleid.
- Vermeiden Sie Selbstkritik oder Selbstverurteilung.
- Seien Sie liebevoll mit sich und Ihrem Körper. Freuen Sie sich über die gesunde Funktion Ihrer Organe.
- Weigern Sie sich, sich selbst jemals zu entwerten, sich als klein und ohnmächtig zu sehen. Akzeptieren Sie sich wohlwollend, auch mit Marotten oder Fehlern.
- Loben Sie sich täglich, auch für kleine Leistungen.

Coachen Sie sich selbst, mindestens einmal pro Woche:

- Notieren Sie mindestens 3 Ihrer Verhaltensweisen, die angenehm und positiv sind.
- Notieren Sie mindestens 3 Ihrer charakterlichen Qualitäten.
- Notieren Sie eine Fertigkeit oder Fähigkeit, die Sie besitzen.

Eine wiederholte gedankliche Auseinandersetzung mit diesen eigenen positiven Aspekten lässt den Spiegel der angenehmen Neurotransmitter ansteigen und aktiviert andere Hirnareale als vorher.

19.4 Hilfe bei psychischen Problemen

Auf achtsamem Umgang mit den eigenen Gefühlen und positiver Selbstbewertung basiert unter anderem auch eine aktuelle Therapieform, sie nennt sich „Akzeptanz- und Commitment-Therapie", kurz „ACT".

Der Klient lernt bei ACT, sich selbst mitsamt seinen Gefühlen liebevoll anzunehmen und seine Werte bewusst zu definieren. Grundsätzlich erlebt er seine aktuellen Gefühle achtsam und mit Selbstakzeptanz.

Diese wirkungsvolle Therapie geht davon aus, dass ein Großteil unserer Leiden durch inneren Widerstand hervorgerufen wird, durch die Unwilligkeit, bestimmte Gedanken oder Gefühle sowie unangenehme körperliche Zustände zu erleben.

Daher wird in der Akzeptanz- und Commitment-Therapie neben einem Training der Verhaltensänderung auch eine umfassende Achtsamkeit und Akzeptanz gegenüber dem eigenen Empfinden eingeübt. Außerdem wird die Bereitschaft erhöht, auch unangenehme Emotionen zu erlauben und auszuhalten. Man versucht nicht, die vorhandenen Gefühle zu verändern, stattdessen trainiert der Patient, seine eigenen Gedanken und Gefühle achtsam zu betrachten.

Der Klient bleibt dabei möglichst in der Beobachterposition und akzeptiert die Emotionen, bis sie wieder abflauen. Aus dieser Beobachterposition heraus besitzt der Klient eine innere Distanz zu seinen Emotionen, statt völlig mit ihnen zu verschmelzen.

Die ACT-Therapie setzt vor allem darauf, uns wieder mit dem Jetzt-Moment zu verbinden. Dabei greift ACT auf die traditionelle Methode der Achtsamkeitspraxis zurück. Um ein gutes und passendes Leben nach echten eigenen Wertvorstellungen zu führen, müssen wir im Übrigen definieren, was wir wirklich wollen und wer wir im Innersten wirklich sind.

ACT versucht deshalb, die Selbstdefinition zu klären. Denn gerade in unserer Zeit der hohen Ansprüche und der medialen Reizüberflutung ist es nicht leicht, sich von den mediengesteuerten Idealbildern frei zu machen und herauszufinden, was man selbst wirklich möchte. Umso wichtiger ist es, für sich solche Fragen zu klären:

- Was ist für mich ein gut gelebtes Leben?
- Was gibt meinem Leben Sinn?
- Welche positive Bilanz möchte ich am Ende meines Lebens ziehen können?

Abstand zu eigenen Gedanken

Die ACT-Therapie versucht, inneren Abstand zu eigenen Gedanken zu erzeugen. Denn oft genug denkt man Gedanken, die nicht helfen, sondern die nutzlos, übertrieben oder selbstabwertend sind.

Der Komiker Heinz Erhardt formulierte einst: „Glauben Sie ja nicht, was Sie denken!" Ein erheiterndes Statement. Doch nach diesem Motto geht diese Therapieform tatsächlich vor, denn an diesem Satz ist mehr dran, als man meint.

Es wird versucht, selbstdestruktive und negative Gedanken gezielt zu entkräften, das wird in der Therapie trainiert. Zum Beispiel kommentiert der Klient seine eigenen Gedanken mit „Gegengedanken". Beispielsweise mit: *„Das stimmt so doch gar nicht"* oder: *„Na und. Wenn schon!"*. Ähnlich würden wir uns schließlich auch anderen gegenüber äußern, wenn uns deren Gedanken, Vorwürfe oder Argumente zu selbstdestruktiv erscheinen. ACT vermittelt also, eigene negative Gedanken durch entsprechende gedankliche Kommentare zu relativieren.

Das ist deshalb so sinnvoll, weil unser Denken nicht objektiv ist. Oft sind es alte, nie überprüfte Programmierungen, die wiederholt werden und uns lähmen, oder die Medien, die Wertmaßstäbe und Werturteile in unser Denken transportieren. Wie viele Frauen sind unzufrieden, weil sie von den Medien auf die Körpermaße von 16-jährigen leptosomen Models gebrieft sind?

Werteklärung

Aus diesem Grund bezieht die ACT-Therapie die Werteklärung ein. Die eigenen Werte müssen wir dazu bewusst festlegen. Beispielsweise: Wen möchte ich als Freund? Wie stelle ich mir gute Freundschaften vor, und mit welchen Menschen? Was kann ich dazu beitragen? Was ist mir am wichtigsten im Leben, worauf kommt es mir an? (Abb. 19.2)

ACT arbeitet also mit dem Patienten zusammen daran, Basiswerte für sich zu formulieren und Antworten auf Kernfragen zu finden. Hat man solche Werte für sich geklärt, dienen sie als eine Art Leuchtturm im Leben, die vor allem auch in Krisen und schwierigen Zeiten helfen, gut weiter zu „navigieren".

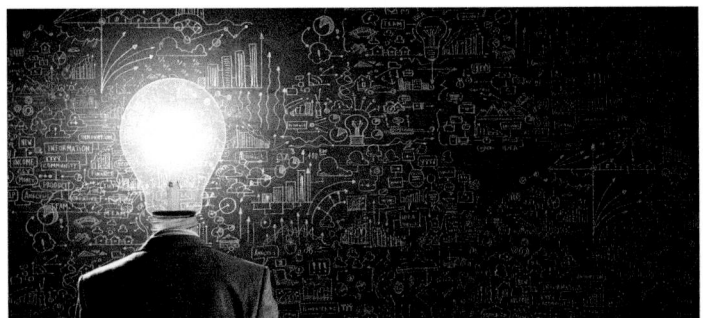

Abb. 19.2 © Sergey Nivens/stock.adobe.com

Commitment Commitment lautet ein weiteres Schlagwort dieser Therapie. Das bedeutet, trotz psychischer Probleme oder Ängste die Resignation aufzulösen und für etwas zu kämpfen. Commitment ist sozusagen das Gegenmittel zur Selbstaufgabe. Labile Menschen, die sich in einer Lebenskrise befinden oder die seit langem mit Depressionen kämpfen, fühlen sich oft wie gelähmt und haben resigniert.

ACT hilft, auch mit Versagensängsten und inneren Blockaden umzugehen. Die Devise lautet: *„Ich will versuchen, meine Chancen aktiv zu nutzen, um das Beste aus meinem Leben zu machen.“*

Vielleicht mag manch einem diese Kurzbeschreibung der ACT-Therapie bereits als Anregung dienen. Falls man sich dennoch in einer depressiven Krise befindet, die man nicht allein überwindet, ist therapeutische Hilfe zu erwägen, wie beispielsweise durch die hier beschriebene Methode durch einen ACT-Therapeuten.

Aber auch der Molekularbiologe Jon Kabat-Zinn bietet mit seiner entspannungstherapeutischen Methode „MBSR" (Mindfulness-Based-Stress-Reduction, zu deutsch „Achtsamkeitsbasierte Stressreduzierung") eine Harmonisierung des psychischen Zustands. Eine ähnlich wohltuende Wirkung auf das seelische Befinden findet man bei den tibetischen Buddhisten mit ihren friedvollen und liebevollen Meditationen.

Bereits die folgende Achtsamkeitspraxis bietet Ihnen einen einfachen Einstieg in die tiefe innere Entspannung und fördert dabei die gelassene, wache Zentrierung in sich selbst.

19.5 Achtsamkeitspraxis

Solange wir zerstreut und ohne innere Zentrierung durch die Welt laufen, kann uns jeder emotionale Windhauch durcheinanderwirbeln.

Doch wie kann man sich zentrieren? Wie kann man in sich selbst ruhen wie ein Fels in der Brandung? Eine der nützlichen und schnell funktionierenden Methoden zur Zentrierung besteht darin, den eigenen Atem achtsam zu beachten und darüber wieder ganz bei sich selbst zu sein.

Ganz gleich, ob Sie dem leisen Geräusch, das Ihr Atem verursacht, lauschen, ob Sie den Atem in der Nase spüren, die Atembewegung im Brustraum oder im Bauchraum – sobald Sie bei Ihrem Atmen verweilen, sind Sie bei sich selbst.

Wenn tausend Gedanken Sie sofort wieder vom Atem ablenken, zählen Sie einfach Ihre Atemzüge, am besten sogar rückwärts, vielleicht von 30 auf 1 hinunter. Das hält die Aufmerksamkeit noch besser in Ihrem Körper und beim Atem fest, bis Ihre innere Ruhe wieder eingekehrt ist.

Vor allem kann man die Beobachtung des eigenen Atems immer und überall einsetzen, ohne dass es jemand anders registriert. In jeder Alltagssituation ist es wohltuend, entspannend und zentrierend, sich des eigenen Atems gewahr zu sein. Sie brauchen dazu nur das Strömen der Atemluft zu beobachten, und das leise Fließgeräusch. Fühlen Sie dabei die Atembewegung, die das Ein- und Ausatmen verursacht – im Körperinnenraum, in der Bewegung des Brustkorbs und des Bauches. Wie entspannend!

Den Grundbaustein dazu, eine gewisse Achtsamkeit und Selbstachtsamkeit, können Sie mit der im folgenden Abschnitt beschriebenen Praxis trainieren. Diese ganz einfache Methode ermöglicht es Ihnen, ein paar Minuten entspannt bei Ihrem Atem zu verweilen.

Achtsamkeit auf den Atem zur inneren Zentrierung und Entspannung

Setzen Sie sich ruhig und entspannt hin und praktizieren Sie einen der folgenden Punkte mindestens 2 Minuten lang. Atmen Sie ruhig, genießen Sie das Gefühl des Atmens, in dem Bewusstsein, pure Lebensenergie zu „trinken". Wenn Sie mögen, praktizieren Sie noch eine zweite Form der Atembeobachtung für weitere 2 Minuten. Aber Sie werden sich auch schon nach einer dieser Achtsamkeitsübungen deutlich besser fühlen als vorher.

- **Atemgeräusch:** Auf den Atem horchen. Lauschen Sie einfach 2 Minuten lang auf den eigenen Atem, wenn die Umgebungsgeräusche nicht zu laut sind. Diese Übung zentriert und beruhigt.

- **Luftstrom:** Beobachtung des Luftstroms. Nehmen Sie den Atem in Ihrer Nase wahr. Spüren Sie das seidige Einströmen der kühlen eingeatmeten Luft in der Nase. Spüren Sie das Ausströmen der leicht erwärmten Luft aus der Nase. Die Fokussierung auf das Strömen der Atemluft in der Nase wirkt beruhigend und klärt den Geist.
- **Atembewegung spüren:** Fühlen Sie die innere Atembewegung im Körperinnenraum, in der Bewegung des Brustkorbs und des Bauches. Spüren Sie, wie sich Ihr Brustkorb weitet und wieder einsinkt. Spüren Sie ebenfalls die Bauchbewegung, die der Atem verursacht. Mit jedem Atemzug hebt sich die Bauchdecke ein wenig und mit jedem tiefen Ausatmen sinkt sie wieder etwas ein.
- **Atem zählen:** Zählen Sie Ihre Atemzüge von 30 hinunter auf 1. Einmal ein- und ausatmen gilt als eine Zahl. Fangen Sie nochmals bei 30 an.

19.6 Freundlichkeit als Schlüssel

Ein freundliches und positives Selbstbild lässt uns auch unsere Zeitgenossen freundlicher beurteilen.

Wir leben ohnehin in einer Art Resonanzfeld. Das kann man schon im Kleinen beobachten: Sprechen Sie eine Kassiererin ruppig an, ob sie Ihnen jetzt wohl endlich mal eben Ihre 20 Euro wechseln kann. Oder sprechen Sie eine Kassiererin lächelnd, charmant und freundlich an, ob sie so nett sein könnte, Ihnen 20 Euro zu wechseln. Das Resultat braucht nicht erörtert zu werden.

Es gibt einen interessanten Aspekt dieser Resonanzwirkung. Nicht nur die Umgebung reagiert positiv auf Ihr

Lachen oder negativ auf Ihre Unfreundlichkeit. Ohne es bewusst zu realisieren, steigt mit freundlichem Verhalten gleichzeitig die Selbstzufriedenheit, die Freundlichkeit sich selbst gegenüber. Mit freundlichem Verhalten oder damit, jemanden zum Lachen zu bringen, wird positive Energie erzeugt, beziehungsweise steigen die Stimmung und das Selbstwertgefühl. Unvermeidlich, auch wenn es erneut wiederholt wird: Ihr Gehirn setzt dann Serotonin und Dopamin frei.

Beispiel

Genauso umgekehrt. Wer andere ärgerlich anspricht *„Hallo? Müssen Sie nach dem Tanken auf Ihrem Tankplatz stehen bleiben und ausgerechnet von dort aus SMS schreiben? Sie sehen doch, dass die Tankstelle überfüllt ist!"*, bekommt nicht nur eine unfreundliche Reaktion zurück, sondern produziert auch Stresshormone, welche die Wohlfühlhormone blockieren und abbauen. Man ärgert sich und fühlt sich in der eigenen Haut nicht mehr wohl.

Den Serotoninspiegel könnte man eher aufrechterhalten, indem man – in diesem Beispiel – sanft an die Scheibe des tankplatzblockierenden Monsters klopft und es bittet, die SMS vielleicht 10 Meter weiter in aller Ruhe einzutippen. Garniert mit einem Lächeln ist das nicht nur unwiderstehlich für verpeilte Zeitgenossen, sondern auch erhebend für die eigenen Wohlfühlbotenstoffe. Sobald man realisiert, dass Freundlichkeit nach außen auch das innere Wohlbefinden, die Selbstwertschätzung und die Gute-Laune-Hormone hebt, achtet man automatisch darauf, solche positiven Wechselwirkungen zu erzeugen.

Dieses Prinzip nutzt auch eine uralte buddhistische Praxis, und zwar sehr intensiv. Seit Buddhas Zeiten praktizieren tibetische Mönche die bereits im Wissenschaftsteil erwähnte „Meditation der Liebenden Güte", auch als Metta-Praxis oder Freundlichkeitsmeditation bekannt. Was kompliziert klingt, ist dabei ganz simpel. Diese Mönche tun in der tiefen Entspannung nichts anderes, als anderen Menschen freundliche Gedanken zu schenken und ihnen Gutes zu wünschen. Mit dem umfassenden Wunsch: „Mögen *alle* fühlenden Wesen glücklich sein", beenden sie schließlich ihre Meditationen.

Es war tatsächlich genau diese Praxis, welche die Neurologen damals, Anfang 2000, derart verblüffte, dass sie glaubten, ihre EEG- und MRT-Geräte seien defekt. Denn die Hirnfrequenzen jener praktizierenden Mönche überstiegen alles bisher Gemessene und erstaunten die Wissenschaftler mit der sonst so selten vorgefundenen Gamma-Frequenz der Hirnstromwellen. Wie erwähnt, ließen zudem die Blutwerte innerhalb weniger Minuten eine Steigerung der weißen Blutkörperchen erkennen, was eine Stärkung des Immunsystems verrät.

Dieses liebevolle Denken ist keineswegs auf die buddhistische Kultur begrenzt. Manche von uns hatten Groß- oder Urgroßmütter, die völlig selbstlos die gleiche Methode genutzt haben, indem sie einfach viel für andere beteten und Kerzen für sie anzündeten. Denn auch vor christlichem Hintergrund wirkt das gleiche Prinzip wie bei der Metta-Praxis und hat manche unserer Urgroßmütter befähigt – ohne dass sie sich dieser Wechselwirkung bewusst waren –, Kriege und schwere Lebenskrisen durch ihre altruistische Freundlichkeit, durch ihre liebevollen Gedanken und Wünsche mit Gelassenheit zu überstehen, statt in Depressionen zu verfallen.

Im Umkehrschluss darf man getrost folgern, dass aggressive Unfreundlichkeit, selbstsüchtiges Denken und Ärger nicht nur die Wohlfühlbotenstoffe und die Hirnfrequenzen auf ungute Weise verändern, sondern auch das Immunsystem schwächen.

Im Gegensatz dazu betont die meditative Praxis der liebenden Güte stattdessen Freundlichkeit und Mitgefühl gegenüber anderen. Sie öffnet das Herz, harmonisiert die eigene Psyche unmittelbar, und fördert darüber hinaus Empathie gegenüber unseren Mitmenschen. Das ist die Meditationsform, über die Hirnforscher Richard Davidson in seiner Studie kommentiert hatte: „Die Versuchspersonen erreichen kognitive Höchstleistungen und extreme Wachheit bei 40-Hertz-Aktivität." Die Gamma-Hirnströme, die bei tibetischen Mönchen während ihrer Metta-Meditation sogar im gesamten Gehirn gemessen wurden, entsprachen dem erwähnten brillanten und klaren Geisteszustand.

Falls Sie diese machtvolle Methode buddhistischer Herkunft für sich nutzen wollen, probieren Sie die Freundlichkeitsmeditation in Abschn. 19.7 einfach aus.

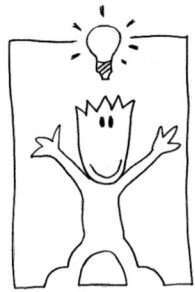

© Heureka Männchen

19.7 Freundlichkeitsmeditation

(ursprünglich „Metta-Praxis" aus dem tibetischen Buddhismus)

Hier eine kurze Version dieser Freundlichkeitsmeditation. Denken Sie bei der ersten Übung zuerst 1 oder 2 Minuten an sich selbst.

Visualisieren Sie dabei Ihr Gesicht lächelnd und im Sonnenschein oder bei einer schönen Tätigkeit, vielleicht auch vital und strahlend beim Joggen. Wünschen Sie sich das Beste für sich selbst, Vitalität, Gesundheit, Zufriedenheit und gute Laune. Sagen Sie sich diese Wünsche in einem gedanklichen Satz wie: **„Möge ich glücklich, gesund und in Frieden sein."**

Denken Sie dann 1–2 Minuten an einen Menschen, den Sie mögen. Sehen Sie ihn im Sonnenschein, lächelnd, und wünschen Sie ihm das Gleiche wie sich selbst. **„Möge dieser Mensch glücklich, gesund und in Frieden sein."**

Beim dritten Metta-Praxis-Wunsch denken Sie an irgendeinen anderen Menschen, der Ihnen eigentlich nichts bedeutet und den Sie nur flüchtig kennen. Darüber vertiefen Sie eine positive Gesinnung, die nicht allzu eng limitiert ist. **„Möge auch dieser Mensch glücklich, gesund und in Frieden sein."** Denken Sie ruhig und entspannt an den jeweiligen Menschen und wünschen Sie ihm von Herzen das, was Sie sich auch selbst wünschen.

Wenn Sie mit dieser Praxis arbeiten, können Sie nach etwas Erfahrung auch einen Menschen integrieren, den Sie nicht so mögen oder mit dem Sie Probleme haben. Wenn es Ihnen gelingt, auch diesen Menschen lächelnd im

Sonnenschein zu sehen und ihm möglichst ehrlich Gutes zu wünschen und zu gönnen, befinden Sie sich bereits auf dem Niveau des Dalai Lama, der unter anderem empfiehlt, Feindseligkeiten zuerst in sich selbst friedvoll aufzulösen.

Sie werden insgesamt durch diese liebevollen Wünsche eine tiefe Harmonisierung erleben, die Sie unmittelbar belohnt.

19.8 Harmonisierungs- und Zentrierungsmeditation

Sie fühlen sich gestresst und genervt, können sich nicht auf die anstehenden Themen konzentrieren und verlieren sich auf tausend ablenkenden Nebenschauplätzen? Wem geht das nicht gelegentlich so. Der Geist scheint wie ein wilder Affe hin- und herzuspringen, an effektives Arbeiten ist nicht zu denken, oder die Stimmung ist im Keller. Zerstreut zu sein, ist eine Fähigkeit, über die wir alle ausgiebig verfügen.

Um uns auf angenehme Art zu harmonisieren und zu zentrieren, nutzen wir den Atem als „Gefährt". Wir wiederholen nämlich mit dem Ein- und Ausatmen eine tiefenwirksame Formel.

Sie finden darüber Ihr inneres Gleichgewicht wieder, ruhen in sich und verbessern Ihre Laune (Abb. 19.3).

Es gibt vier Atemformeln oder -affirmationen.

Jede Atemformel kann ca. 1–4 Minuten dauern, dann wechseln Sie zur nächsten.

Lassen Sie sich dazu am besten in einem bequemen Sessel nieder oder liegen Sie entspannt.

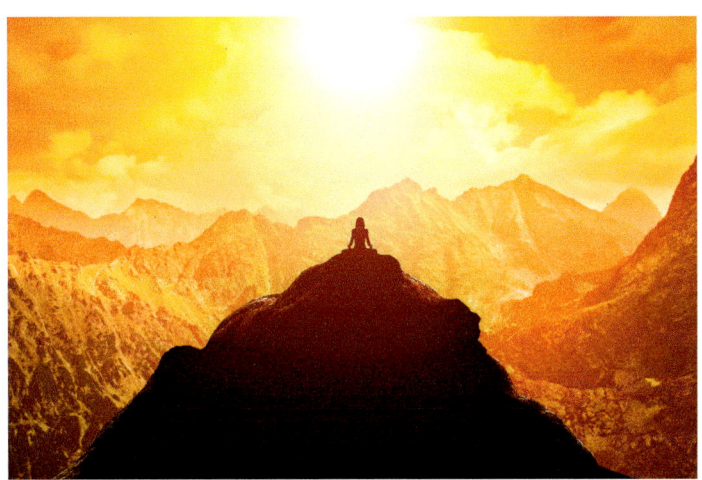

Abb. 19.3   © NiseriN/Getty Images/iStock

Lockern Sie die Schultern und den Bauch, atmen Sie tief durch, lassen Sie los.

Jede Formel wird pro Atemzug gedacht – der erste Teil beim Einatmen, der zweite Teil beim Ausatmen.

Die vier Atemaffirmationen für jeweils rund 2 Minuten pro Affirmation lauten:

1. **Kraftvolle … Ich-Präsenz**
2. **Weicher … Frieden**
3. **Sonnige … Wärme**
4. **Stille, klare … Bewusstheit**

Erläuterung dazu:

Zu 1 Kommen Sie mit liebevoller Aufmerksamkeit bei sich selbst an und spüren Sie bei dieser ersten Formel Ihren **Rücken, Ihre Wirbelsäule und den Hinterkopf.** Ihre Achtsamkeit geht also in Ihre Körperrückseite. Das bringt Sie intensiv zu sich selbst zurück. Bleiben Sie etwa 2 Minuten lang bei dieser Atem-Affirmation, bevor Sie zur nächsten übergehen.

Einatmend denken Sie: **„Kraftvolle …"** und ausatmend: **„… Ich-Präsenz".**

Zu 2 Bei der zweiten Formel ruht Ihre Aufmerksamkeit in Ihrem **Bauch.** Während der Atemzüge lassen Sie Ihren Bauch weich und locker werden. Darüber entspannen sich der Solarplexus und der Vagusnerv – wunderbar erholsam für Ihr Körpergefühl. Dabei wiederholen Sie:

Einatmend: **„Weicher …"** und ausatmend: **„… Frieden".**

Zu 3 Bei der dritten Formel wandert Ihre Aufmerksamkeit in Ihrem **Brustraum.** Sie vertiefen sich in die Affirmation, die Ihren Brustraum sonnig und weit visualisiert. Harmonisiert psychisch, hebt die Stimmung.

Einatmend: **„Sonnige …"** und ausatmend: **„… Wärme."**

Zu 4 Die vierte und letzte Atemformel lenkt die Achtsamkeit in Ihren **Kopf.** Der Geist wird klar und gesammelt, Konzentration fällt leicht. Gleichzeitig verspüren Sie ein wohltuendes Selbstbewusstsein. Hier wiederholen Sie mit jedem Atemzug:

Einatmend: **„Stille klare …"** und ausatmend: **„… Bewusstheit."**

Auf einen Blick:

EINATMEN	AUSATMEN	Aufmerksamkeit:
1. Kraftvolle …	… Ich-Präsenz	Wirbelsäule, Hinterkopf
2. Weicher …	… Frieden	Bauch
3. Sonnige …	… Wärme	Brustraum
4. Stille klare …	… Bewusstheit	Kopf

Tipp

Da die Gedanken dazu neigen, sich weiterhin in den Themen des Alltags zu verlieren, empfiehlt sich eine nützliche Konzentrationshilfe. Bewährt hat sich dazu eine beliebige Perlenkette, ähnlich der „Mala" der Buddhisten. Denn wenn Sie die Suggestionen wiederholen und Ihre Finger bei jeder Suggestion eine Perle weiter gleiten lassen, geschieht die friedliche Konzentration und auch die mentale Entspannung wie von selbst. Die ständige Ablenkung durch tausend auftauchende Gedanken wird dadurch eingedämmt, so dass auch schon wenige Minuten diese Praxis effizient machen. Dieser einfache Perlen-Trick ist überaus nützlich, um schnell zur Ruhe zu kommen, man findet sehr bald den wohltuenden inneren Frieden.

Lassen Sie Ihre Finger pro Atemzug, also zu jedem Ein- und Ausatmen, eine Perle weiter gleiten.

Wenn Sie diese Methode in Ruhe eingeübt und genossen haben, funktioniert sie auch in einer „Light-Version", die an roten Ampeln oder in Pausen beliebig kurz eingesetzt werden kann. Auch in der Kurzversion entspannt, klärt und harmonisiert die Atem-Affirmation durch die wohltuenden Formeln und das Gewahrsein Ihres eigenen Atems.

Ihre Erfahrungen oder Anmerkungen dazu können Sie mir gern mitteilen, ich freue mich auf Ihr Feedback unter gabriele.rossbach@freenet.de.

Literatur und Onlinequellen

1. Prof. Dr. Manfred Spitzer, *Wie funktioniert das Gehirn*, Schattauer, 2005, S. 63–100, und Prof. Dr. Adlmaier-Herbst *Aktuelle Erkenntnisse der Neurowissenschaften für die interne Kommunikation*, https://dietergeorgherbst.de/blog/2013/02/10/aktuelle-erkenntnisse-der-neurowissenschaften-fur-die-interne-kommunikation/, sowie Prof. Mark Solms, *Das Gehirn und die innere Welt: Neurowissenschaft und Psychoanalyse*, Patmos Paperback, 2007, S. 59–301.
2. Guterstam, A., Abdulkarim, Z. & Ehrsson, H. H. (2015). Illusory ownership of an invisible body reduces autonomic and subjective social anxiety responses. *Scientific Reports, 5,* 9831. doi: 10.1038/srep09831.
3. http://www.tagesspiegel.de/kultur/hirnforschung-wie-das-gehirn-die-seele-macht-im-wirbel-der-neuronen/11038380.html, 27.11. 2014.

© Springer-Verlag GmbH Deutschland, ein Teil von Springer Nature 2019
G. Rossbach, *Glücksorgan Gehirn*,
https://doi.org/10.1007/978-3-662-57729-5

4. Roth, G. & Strüber, N. (2014). *Wie das Gehirn die Seele macht.* Stuttgart: Klett-Cotta.

5. https://elib.uni-stuttgart.de/bitstream/11682/1630/1/Dissertation_Giertler.pdf.

6. http://www.zeit.de/zeit-wissen/2017/02/bewusstsein-ich-identitaet-hirnforschung/seite-2. Ruminjo et al., *Psychiatry,* 2008 Matrix Medical Communications, https://www.ncbi.nlm.nih.gov/pmc/articles/PMC2695744/.

7. https://www.ugb.de/ernaehrungsplan-praevention/omega-3-fettsaeuren-ins-essen/ und Mehdi Tehrani-Doost, *Australian and New Zealand Journal of Psychiatry,* 2008, Comparison of therapeutic effects of omega-3 fatty acid eicosapentaenoic acid and fluoxetine, separately and in combination, in major depressive disorder, https://www.researchgate.net/publication/5605421_Comparison_of_Therapeutic_Effects_of_Omega-3_Fatty_Acid_Eicosapentaenoic_Acid_and_Fluoxetine_Separately_and_in_Combination_in_Major_Depressive_Disorder.

8. Egan, M. E., Pearson, M., Winer, S. A. & Rubin, D. (2004). Curcumin – A major constituent of turmeric corrects cystic fibrosis defects. *Science, 304*(5670), 600–612. Und Takada, Y., Newman, R. A. et al. (2008). Curcumin suppresses cancer cells. *Clin Cancer, 11,* 7490–7498; Aggarawal, B. et al. (2014). Brainpotential of curcumin. *Med. Biologie, 26,* 486–489.

9. Aggarwaal, B. B., Shishodia, S. & Banerjee, S. (2014). Curcumin corrects depressions. *Planta Med, 114,* 209–214.

10. Tryptophan als Vorstufe von Serotonin: http://aminosaeuren.org/l-tryptophan/.

11. Magnesium gegen Stress: Nielsen F. H. et al., Magnesium supplementation improves indicators of low magnesium status and inflammatory stress in adults older than 51 years with poor quality sleep, *Magnesium Research,* 2010, 23, 158–168.

12. Gesunde Öle gegen Depression: Su, Q., Yu, B., He, H. et. al., https://www.ncbi.nlm.nih.gov/pubmed/27097046 und http://bnfpk.de/files/Biologische%20Grundprozesse/Stoffwechsel/O6-O3-Eico.pdf.

13. https://blogs.biomedcentral.com/on-medicine/2015/09/17/can-much-junk-food-shrink-brains-qa-felice-jacka/.

14. Anderson, M. D., https://www.mdanderson.org/treatment-options/immunotherapy.html, https://www.zentrum-der-gesundheit.de/brustkrebs-durch-zucker.html.

15. Migräne: *Eur J Neurol*, 22, 2015, 170–177, und Di Lorenzo, https://www.ncbi.nlm.nih.gov/pubmed/25156013.

16. Johnson, P. M., Kenny, P. J. (2010). Dopamine d2 receptors in addiction-like reward dysfunction and compulsive eating in obese rats. *Nature Neuroscience, 13,* 635–641. Und https://psylex.de/stoerung/essstoerung/emotionales-essen.html.

17. Stice, E. et al. (2008). Relation between obesity and blunted striatal response to food is moderated by TaqIA A1 allele. *Science, 322,* 449–452.

18. Ziauddeen, H. et al. (2012). Obesity and the brain: How convincing is the addiction model? *Nature Reviews Neuroscience, 13,* 279–286.

19. Dr. Führmann, Bauchgehirn, http://www.bioenergetik-fuehrmann.de/files/Bauchhirn.pdf.

20. http://www.biomedizin-blog.de/de/die-ursache-von-angst-und-depressionen-die-nur-wenige-vermuten-wp261-243.html, 15.03. 2015.

21. https://www.krankenkassenzentrale.de/magazin/neue-studie-darmbakterien-beeinflussen-psyche-41830#.

22. Darm und Psyche: https://www.nature.com/articles/mp2017100.

23. „Jagd auf den Stuhl tapferer Feuerwehrmänner?", http:// www.spiegel.de/gesundheit/diagnose/darmsanierung-wie-der-darm-die-gesundheit-beeinflusst-a-1016438.html.

24. https://www.dasgehirn.info/aktuell/foxp2/foxp2-wachtraeu-me-mit-michael-czisch, https://www.dasgehirn.info/aktu-ell/foxp2/foxp2-bewusstsein-mit-michael-czisch, und Prof. Michael Greiner, https://www.mpg.de/5916738/meta-bewusstsein_gehirn.

25. http://www.neuronalfit.de/bewegung-medizin-ge-hirn/ und Matías Alvarez-Saavedra et al., *Cell Reports,* 08.10.2016, https://www.cell.com/cell-reports/fulltext/ S2211-1247(16)31252-9?_returnURL=https% 3A%2F%2Flinkinghub.elsevier.com%2Fretrieve%2Fpi-i%2FS2211124716312529%3Fshowall%3Dtrue.

26. https://www.dr-neidert.de/biomed/17-neurogegulati-on/262-neurotransmitter-steuern-stimmung-und-stres-sempfindung.

27. Wiederaufnahmehemmer Noradrenalin: http://www.che-mie.de/lexikon/Selektiver_Noradrenalin-Wiederaufnahme-hemmer.html.

28. https://www.ncbi.nlm.nih.gov/pubmed/9257407 und https://www.aerzteblatt.de/nachrichten/59100/Beta-Endorphine-Wieso-Sonnenbaden-suechtig-macht.

29. Dopamin: https://www.git-labor.de/news/aus-der-wissen-schaft/glueckshormon-dopamin-staerkt-das-langzeitge-daechtnis, und Beta-Endorphin: https://www.ncbi.nlm.nih. gov/pubmed/7520295.

30. Oxytocin: https://www.ncbi.nlm.nih.gov/pub-med/28899620 und Groot, J. H. B. de et al. (2015). A sniff of happyness. *Psychological Science, 26*(6), 684–700. doi:10.1177/0956797614566318, https://www.psyneu-en-journal.com/article/S0306-4530(11)00193-4/fulltext.

31. Dopamin Belohnungseffekte: https://www.herbstakademie-sylt.de/wp-content/uploads/2016/12/Vortrag_Prof.Roth_Herbstakademie2016.pdf.

32. Troels Wesenberg Kjaer, https://tomstern.dk/kurser/meditations-kurser-virksomhed/ und weitere Berichte von Kjaer.

33. https://www.psychologytoday.com/us/blog/me-we/201305/why-feeling-bad-feels-so-good.

34. Pfenninger, E. (1988). *Das Schädel-Hirn-Trauma. Klinische und tierexperimentelle Untersuchungen zur Pathogenese sowie zu neuen Behandlungsansätzen.* Heidelberg: Springer, S. 152.

35. Flatten, G., Gast, U. et. al. (2013). *Posttraumatische Belastungsstörung.* Stuttgart: Schattauer.

36. Traumaforschung: R. K, Skripada et al., https://www.ncbi.nlm.nih.gov/pmc/articles/PMC3498527/ und J. Wang.

37. Martin Sack et al., Reprocessing by eye movements, http://www.aleces.com/Media/Default/AlecesArticle/AlecesArticle-Document/Sack%20et%20al%20%202016%20RCT%20on%20EMDR%20working%20mechanisms%20copia-1.pdf und http://www.emdria.de/emdr/was-ist-emdr/.

38. https://www.forbes.com/sites/danschawbel/2013/09/10/shawn-achor-what-you-need-to-do-before-experiencing-happiness/#47de7ad4611c.

39. Park, S. Q., Kahnt T., Dogan, A., Strang S., Fehr E. & Tobler, P. N. (2017). A neural link between generosity and happiness. *Nature Communications, 8,* 15964. doi: 10.1038/ncomms15964.

40. Sheline, Yi., Default mode network and self-referential processes in depression, https://www.ncbi.nlm.nih.gov/pubmed/19171889 und https://www.ncbi.nlm.nih.gov/pubmed/12900317.

41. https://de.wikipedia.org/wiki/Default_Mode_Network.

42. Default mode network – Alzheimer: Greicius, M. D. et al., https://www.ncbi.nlm.nih.gov/pmc/articles/PMC384799/.

43. Sheline, Yi., et al. (2009). The default mode network and self-referential processes in depression, *Proc. Nat. Acad. of Sci. USA, 106,* 1942–1947, https://www.ncbi.nlm.nih.gov/pubmed/19171889.

44. http://www.chirurgie-portal.de/news/20120709-koerpereigene-drogen-machen-suechtig-sonne-sex-sport.html.

45. Luders, E. et al. (2012). The unique brain anatomy of meditation practitioners: alterations in cortical gyrification. *Front. Hum. Neurosci. 6,* 34. doi: 10.3389/fnhum.2012.00034, und https://www.frontiersin.org/articles/10.3389/fnhum.2012.00034/full.

46. https://www.aerzteblatt.de/archiv/193847/Neurowissenschaften-Yoga-und-Meditation-nutzen-Immunsystem-und-Hirn und http://www.achtsamkeit-hd.de/wsm.html.

47. Lazar, S. W. et al. (2005). Meditation experience is associated with increased cortical thickness. *Neuroreport 28, 16(19),* 1893–1897.

48. Neurowissenschaftler Prof. Ulrich Ott, *Meditation für Skeptiker: Ein Neurowissenschaftler erklärt den Weg zum Selbst,* S. 157 ff. und S. 167 ff. Barth-Verlag, 2010, und U. Ott, https://www.dasgehirn.info/handeln/meditation/warum-meditation, sowie Zeidan et al., https://academic.oup.com/scan/article/9/6/751/1664700, und Kurth, F., Luders, E., Wu, B., Black, D. S. (2014) Brain gray matter changes associated with mindfulness meditation in older adults: An exploratory pilot study using voxel-based morphometry, Neuro, 1, 23–26, https://www.ncbi.nlm.nih.gov/pubmed/25632405.

49. http://www.spektrum.de/news/aengstliche-kinder-haben-vergroesserte-amygdala/1295654.

50. Amygdala bei Gesunden und bei Depressiven: A. J. Stauber, https://edoc.ub.uni-muenchen.de/14340/1/Stauber_Anne_Julia.pdf.

51. Clinical Handbook of Psychological Disorders, edited by D. H. Barlow, The Guilford Press, 2005, Chapter 9: Marsha M. Linehan, Dialectical behaviour therapy, S. 365 ff., und http://www.zeit.de/2016/46/meditation-verhaltenstherapie-schwere-faelle.

52. Krummenacher, P. et al. (2010). Dopamine, paranormal belief and the detection of meaningful stimuli. *Journal of Cognitive Neuroscience 22,* 1670–1681, und Kjaer et al. (2002). Increased dopamine tone during meditation-induced change in consciousness (zu Kjaer: http://brain-professor.com/about.html).

53. Immunsystem, Blutwerte und Neuroplastizität des Gehirns: Davidson, R. et al. (2003). Alterations in brain and immune function produced by mindful meditation. *Psychosomatic Medicine, 65,* 564–570. Und https://www.ncbi.nlm.nih.gov/pmc/articles/PMC4084509/ sowie Luders et al., https://www.frontiersin.org/articles/10.3389/fnhum.2012.00034/full.

54. Meditation und Immunsystem, Blutwerte: Cliff Saron, http://amacf.org/does-meditation-work-to-boost-your-immune-system/ und http://mindbrain.ucdavis.edu/news/7-year-follow-up-shows-lasting-cognitive-gains-from-meditation.

55. Meditation als Anti-Aging Faktor: https://www.psyneuen-journal.com/article/S0306-4530(15)00696-4/abstract und The Official Journal of International Society of Psychoneuroendocrinology, November 2015, Volume 61, Page 26–27, https://www.psyneuen-journal.com/article/S0306-4530(15)00696-4/abstract, und Psychoneurologe Pro.f Cliff Saron.

56. Karl Philipp Rumpf, Inauguraldissertation Uni Gießen, 2016, Meditation und Hirnalterung – Implikationen für die Demenz-Prävention, http://geb.uni-giessen.de/geb/volltexte/2017/12959/pdf/RumpfKarlPhilipp_2017_05_11.pdf.

Zellalterung verlangsamen sowie zu Telomerase: Katarina Nordfjäll et al., *The individual blood cell telomere attrition rate is telomere length dependent*, *PLoS Genet 2*, 2009, Vol. 5, S. e1000375. Und Nobelpreisträgerin Prof. Elizabeth Blackburn, *Der Telomer-Effekt*, Mosaik-Verlag, 2017, S. 171 ff.

57. http://www.hirnwellen-und-bewusstsein.de/hirnwellen_1.html und P. J. Ulhaas, Max-Planck-Institut, Forschungsbericht 2008, https://www.mpg.de/373982/forschungsSchwerpunkt, sowie Basar-Eruglu & Strüber, *Gamma-Aktivität: Die psychopathologische Bedeutung hochfrequenter EEG-Oszillationen*, Zeitschrift für Neuropsychologie, März 2005.

58. Cliff Saron, Psychoneuroendocrinology, 36, S. 664–681, 2011; Psychoneuroendocrinology, 40, S. 96–107. Und Barrett et al., https://psychcentral.com/news/2012/07/29/meditation-exercise-help-fight-flu-common-cold/42343.html, https://www.ncbi.nlm.nih.gov/pmc/articles/PMC3392293/, und Davidson, R. et al. (2003). Alterations in brain and immune function produced by mindful meditation. *Psychosomatic Medicine,65,* 564–570. Und Daniela Hacke, https://www.carstens-stiftung.de/artikel/meditieren-fuer-ein-starkes-immunsystem.html.

59. Davidson, R. et al. (1998). Affective style and affective disorders: Perspectives from affective neuroscience. *Cognition and Emotion, 12,* 307–320. Und Proceedings of the National Academy of Sciences, November 2011, http://psylex.de/psychologienews/psychische-krankheit-meditation.html. Und https://psylex.de/psychotherapie/meditation/gehirn.html und https://psylex.de/stoerung/angst/therapie/meditation.html.

60. Wesenszugveränderungen nach Cahn & Polich, 2006, http://integralesleben.org/index.php?id=1703 und https://psylex.de/psychologie-lexikon/kognitiv/aufmerksamkeit3-meditation.html.

61. https://www.ncbi.nlm.nih.gov/pubmed/23893519http://
dasgehirn.info/handeln/meditation/wahrnehmen-und-an-
nehmen-wie-meditieren-heilt-8686. Und Trauma-Stress:
Kearney et al., Loving-kindness meditation for posttraumatic stress disorder: a pilot study. 2013, Aug, 26(4): 426–
434. doi: 10.1002/jts.21832. Epub 2013 Jul 25, s. auch
https://www.ncbi.nlm.nih.gov/pubmed/23893519.

62. http://www.wirtschaftspsychologie-aktuell.de/strategie/stra-
tegie_2013.html.

63. Stefanie Tangeten, *Neuronale Korrelate bei Meditierenden
und Nicht-Meditierenden,* Diplomarbeit Biologie, 2008, pdf
S. 53 ff. S.63 ff., S. 87–119, http://neu.smmr.de/wp-content/
uploads/2012/04/DipA_Tangeten-2008_55a29.

64. Barbara Frederickson et al. (2008). Open hearts build
lives: Positive emotions, induced through loving-kindness meditation, build consequential personal resour-
ces, *J Pers Soc Psychol, 95*(5), 1045–1062, doi: 10.1037/
a0013262, und https://www.ncbi.nlm.nih.gov/pmc/articles/
PMC3156028/, s. dazu auch https://www.ncbi.nlm.nih.
gov/pmc/articles/PMC3156609/ und https://pdfs.seman-
ticscholar.org/d81f/67e6bba38c9a5e6c6ada8b7623465b-
5de36c.pdf sowie Hölzl et al., http://journals.sagepub.
com/doi/abs/10.1177/1745691611419671 und http://
www.hopkinsmedicine.org/news/media/releases/
meditation_for_anxiety_and_depression.

65. Meditation vs. Schmerz: Zeidan, F., Adler-Neal, A. L.,
Wells, R. E. et al. (2016). Mindfulness-meditation-based
pain relief is not mediated by endogenous opioids. *Journal
of Neuroscience, 36*(11), 3391–3397, https://www.practical-
painmanagement.com/patient/treatments/alternative/medit-
ation-pathway-pain-relief, und Dr. Penman, *You are not your
pain*, Flatiron Books, 2013, S. 114 ff., und 2017, Penman &

Williams, https://www.psychologytoday.com/us/blog/mindfulness-in-frantic-world/201501/can-mindfulness-meditation-really-reduce-pain-and-suffering.

66. Hirnzellenaktiverung und Vergrößerung von Hirnarealen: Lazar, S. W. et al. (2005). Meditation experience is associated with increased cortical thickness. *Neuroreport 28, 16*(17), 1893–1897. Hölzl et al., https://www.ncbi.nlm.nih.gov/pubmed/21071182 und http://www.fr.de/wissen/meditation-sanfter-umbau-des-gehirns-a-962368 und Britta Hölzl Dissertation 2007: *Achtsamkeitsmeditation: Aktivierungsmuster und morphologische Veränderungen im Gehirn von Meditierenden,* S. 9 ff und 12 ff., https://pdfs.semanticscholar.org/9bb1/c259446ac24c14b3048b0d520db99d-d91ec6.pdf.

67. Congleton, Hölzl, Lazar, Blog 2015 in http://www.harvardbusinessmanager.de/blogs/wie-achtsamkeit-und-meditation-ihr-gehirn-veraendern-kann-a-1016687.html und http://www.psychologiederschule.de/Meditation_Achtsamkeitsmeditation_Intelligenz.html.

Buchempfehlungen und allgemeine Quellen

Buchempfehlungen

Michael von Brück (Glücksphilosoph), diverse Titel.

Chris Frith, Wie unser Gehirn die Welt erschafft. Kognitive Neurowissenschaft. Ist die Welt real – oder ein Konstrukt unseres Gehirns? Wer ist „Ich"? Springer Spektrum, 2010.

Britta Hölzl, diverse Titel.

Ralf Konersmann (Leiter des Philosopischen Seminars der Uni Kiel), diverse Titel.

Mathieu Ricard, diverse Titel.

Gerhard Roth und Nicole Strüber, Wie das Gehirn die Seele macht, Klett-Cotta, 2014.

J. C. Rüegg, Body & Mind, Schattauer Verlag, 2017.

Thich Nath Hanh, diverse Titel.

Allgemeine Quellen

Alivisatos, A. P., Chun, M., Church, G. M., Greenspan, R. J., Roukes, M. L. & Yuste, R. (2012). The brain activity map project and the challenge of functional connectomics. *Neuron; 74,* 970–974. doi:10.1016/j.neuron.2012.06.006.

Allen, J. S., Damasio, H. & Grabowski, T. J. (2002). Normal neuroanatomical variation in the human braan MRI-volumetric study. *American Journal of Physical Anthropology, Band 118, 4,* 341–358: doi:10.1002/ajpa.10092, PMID 12124914.

Anderson, M. L. et al. (2012). Moderate drinking? Alcohol consumption significantly decreases neurogenesis in the adult hippocampus. *Neuroscience; 224,* 202– 209.

Azevedo, F. A. C., Carvalho, L. R. B., Grinberg, L. T., Farfel, J. M. & Ferretti R. E. L. (2009). Equal numbers of neuronal and nonneuronal cells make the human brain an isometrically scaled-up primate brain. *The Journal of Comparative Neurology, Band 513, 5,* 532–541. doi:10.1002/cne.21974, PMID 19226510.

Barsky, M. M. et al. (2015). REM sleep enhancement of probabilistic classification learning is sensitive to subsequent interference. *Neurobiology of Learning and Memory ,122,* 63–68.

Bulloch, T. H. & Kutch, W. (1995). Are the main grades of brains different principally in numbers of connections or also in quality? In O. Breidbach (Hrsg.), *The nervous systems of invertebrates: an evolutionary and comparative approach.* Birkhäuser.

Butler, A. B. (2000). Chordate evolution and the origin of craniates: An old brain in a new head. *Anatomical Record, Band 261, 3,* 111–125. doi:10.1002/1097-0185(20000615)261:3<111::AID-AR6>3.0.CO;2-F, PMID 10867629.

Cahn, B. R. & Polich, J. (2006). Meditation states and traits EEG, ERP and neuroimaging studies. *Psychological Bulletin, 132*(2), 180–211.

Carter, O. et al. (2005). Meditation alters perceptual rivalry in tibetan buddhist monks. *Current Biology, 15*(11), R412–413.

Dal-Pan, A. et al. (2011). Cognitive performances are selectively enhanced during chronic caloric restrictionor resveratrol supplementation in a primate. *PLoS One, 6,* e16581.

Davidson, R. et al. (1998). Affective style and affective disorders: Perspectives from affective neuroscience. *Cognition and Emotion, 12,* 307–320.

Davidson, R. et al. (2003). Alterations in brain and immune function produced by mindful meditation. *Psychosomatic Medicine ,65,* 564–570.

Dias, G. P. et al. (2012). The role of dietary polyphenols on adult hippocampal neurogenesis: Molecular mechanisms and behavioural effects on depression and anxiety. *Oxidative Medicine and Cellular Longevity,* 541971.

Djonlagic, I. et al. (2009). Sleep enhances category learning. *Learning & Memory, 16,* 751–755.

Dong, S. et al. (2012). Curcumin enhances neurogenesis and cognition in aged rats: Implications for transcriptional interactions related to growth and synaptic plasticity. *PLoS One, 7,* e31211.

Engel, A. K. et al. (2013). Intrinsic coupling modes: Multiscale interactions in ongoing brain activity. *Neuron, 80,* 867–886.

Ernst, A. et al. (2014). Neurogenesis in the striatum of the adult human brain. *Cell 156,* 1072–1083.

Flatten, G., Gast, U. et. al. (2013). *Posttraumatische Belastungsstörung*. Stuttgart: Schattauer.

Gard, T. et al. (2012). Pain attenuation through mindfulness is associated with decreased cognitive control and increased sensory processing in the brain. *Cerebral Cortex, 22*(11).

Goleman, D. (2003). *Dialog mit dem Dalai Lama – Wie wir destruktive Emotionen überwinden können*. München, Wien: Hanser.

Harada, N. et al. (2011). Resveratrol improves cognitive function in mice by increasing production of insulin-like growth factor-i in the hippocampus. *Journal of Nutritional Biochemistry, 22,* 1150–1159.

Hari, R. & Puce A. (2017). *MEG-EEG primer*. Oxford: Oxford Univesity Press.

He, C. et al. (2009). Improved spatial learning performance of fat-1 mice is associated with enhanced neurogenesis and neuritogenesis by docosahexaenoic acid. *Proceedings of the National Academy of Sciences of the USA, 106,* 11370–11375.

Helfrich, R. F. et al. (2014). Selective modulation of interhemispheric functional connectivity by HD-tACS shapes perception. *PloS Biology, 12,* e1002031.

Herculano-Houzel, S. & Lent, R. (2005). Isotropic fractionator: a simple, rapid method for the quantification of total cell and neuron numbers in the brain. *J Neuroscience, Band 25, 10,* 2518–2521. doi:10.1523/JNEUROSCI.4526-04.2005, PMID 15758160.

Hölzel, B. et al. (2011). How does mindfulness meditation work? Proposing mechanisms of action from a conceptual and neural perspective. Perspectives on *Psychological Science, 6*(6), 537–559.

Hölzel, B. et al. (2011). Mindfulness practice leads to increases in regional brain gray matter density. *Psychiatry Research, Neuroimaging, 191,* 36–43.

Hölzel, B. et al. (2013). Neural mechanism of symptom improvements in generalizes anxiety disorder following mindfulness training. *NeuroImage: Clinical, 2,* 228–458.

Hülsenbusch, R. (2011). Gehirnchip macht bei IBM Fortschritte. https://www.heise.de/ix/meldung/Gehirnchip-macht-bei-IBM-Fortschritte-1326868.html. Zugegriffen: 9. Mai 20018.

Jacobson, LH, Kelly, PH, Bettler, B, Kaupmann, K & Cryan, JF (2006) GABA(B(1)) receptor isoforms differentially mediate the acquisition and extinction of aversive taste memories. *J Neurosci, 26,* 8800–8803.

Jazayeri, S. et al. (2008). Comparison of therapeutic effects of omega-3 fatty acid eicosapentaenoic acid and fluoxetine, separately and in combination, in major depressive disorder. *Australian & New Zealand Journal of Psychiatry, 42,* 192–198.

Jun, H. et al. (2012). Functional role of adult hippocampal neurogenesis as a therapeutic strategy for mental disorders. *Neural Plasticity,* 854285.

Kearney, D. et al. (2013). Loving-kindness meditation for posttraumatic stress disorder, a pilot study. *J Trauma Stress, 26*(4), 426–434.

Kranz, G. S et al. (2014). White matter microstructure in transsexuals and controls investigated by diffusion tensor imaging. J Neurosci, 34(46), 15466–75. doi: 10.1523/JNEUROSCI.2488-14.2014, PMID 25392513.

Kürsteiner, P. Nützliches für´s Gehirn. http://gedaechtnistraining.kuersteiner.de/index.php?option=com_content&view=article&id=20&Itemid=18.

Lazar, S. W. et al. (2005). Meditation experience is associated with increased cortical thickness. *Neuroreport 28, 16*(17), 1893–1897.

Lee, J. et al. (2002). Dietary restriction enhances neurotrophin expression and neurogenesis in the hippocampus of adult mice. *Journal of Neurochemistry 80,* 539–547.

Leeuwen, S. van et al. (2009). Age effects on attentional blink performance in meditation. *Consciousness and Cognition, 18*(3), 593–599.

Lent et al. (2012). *EJN, 15,* 1–9.

Löffler, G. & Petrides, P. E. (Hrsg.) (2003). *Biochemie und Pathobiochemie* (7. Aufl.). Heidelberg: Springer, S. 1054.

Luders, E. et al. (2011). Enhanced brain connectivity in long-term meditation practitioners. *NeuroImage, 57,* 1308–1316.

Lutz, A. et al. (2004). Longterm-meditators self-induce high-amplitude gamma synchrony during mental practice. *PNAS, 101*(46), 16369–16373.

Madhyastha, S. et al. (2013). Resveratrol improves postnatal hippocampal neurogenesis and brain derived neurotrophic factor in prenatally stressed rats. *International Journal of Developmental Neuroscience, 31,* 580–585.

Maruszak, A. et al. (2014). Hippocampal neurogenesis in Alzheimer's disease: Is there a role for dietary modulation? *Journal of Alzheimer's Disease, 38,* 11–38.

Mateus-Pinheiro, A. et al. (2013). Sustained remission from depressive-like behavior depends on hippocampal neurogenesis. *Translational Psychiatry, 3,* e210.

Modha, D. S. Introducing a Brain-inspired Computer: TrueNorth's neurons to revolutionize system architecture. http://www.research.ibm.com/articles/brain-chip.shtml. Zugegriffen 9. Mai 2018.

Möhler H (2009) Role of GABAA receptors in cognition. *Biochem Soc Trans, 37,* 1328–1333.

Morris, R. (1984). Developments of a water-maze procedure for studying spatial learning in the rat. *Journal of Neuroscience Methods, 11,* 47–60.

Murphy, T. et al. (2014). Effects of diet on brain plasticity in animal and human studies: Mind the gap. *Neural Plasticity,* 563160.

Nere, A. & Lipasti, M. (2010). Cortical architectures on a GPGPU. *GPGPU,* 12–18. doi: 10.1145/1735688.1735693.

Ng, T.-P. et al. (2006). Curry consumption and cognitive function in the elderly. *American Journal of Epidemiology, 164,* 898–906.

Ott, U. (2010). *Meditation für Skeptiker, Ein Neurowissenschaftler erklärt den Weg zum Selbst.* München.

Paganoni, G. & Cekic, M. (2007). Age effects on gray matter volume and attentional performance in Zen meditation. *Neurobiology of Aging, 28,* 1623–1627.

Payne, J. D. et al. (2015). Napping and the selective consolidation of negative aspects of scenes. *Emotion, 15,* 176–186.

Pellerin, L. & Magistretti, P. J. (1994). Glutamate uptake into astrocytes stimulates aerobic glycolysis: a mechanism coupling neuronal activity to glucose utilization. *Proc Natl Acad Sci USA, 91,* 10625–10629.

Pinel, J. P. J. & Pauli, P. (2007). *Biopsychologie* (6., aktualis. Aufl.). München: Pearson, S. 95.

Rendeiro, C. et al. (2012). Blueberry supplementation induces spatial memory improvements and region-specific regulation of hippocampal BDNF mRNA expression in young rats. *Psychopharmacology, 223,* 319–330.

Rendeiro, C. et al. (2013). Dietary levels of pure flavonoids improve spatial memory performance and increase hippocampal brain-derived neurotrophic factor. *PLoS One, 8,* e63535.

Revest, J.-M. et al. (2009). Adult hippocampal neurogenesis is involved in anxiety-related behaviors. *Molecular Psychiatry, 14,* 959–967.

Rossbach, G. (2010). *Endlich wieder gut schlafen.* Barth.

Rushton, J. P. (1992). Corrections to a paper on race and sex differences in brain size and intelligence. https://www.researchgate.net/publication/222481902_Corrections_to_a_paper_on_race_and_sex_differences_in_brain_size_and_intelligence (pdf), charlesdarwinresearch.org.

Santarelli, L. et al. (2003). Requirement of hippocampal neurogenesis for the behavioral effects of antidepressants. *Science 301*, 805–809.

Schurr, A. (2006). Lactate: the ultimate cerebral oxidative energy substrate? *Journal of Cerebral Blood Flow and Metabolism, 26,* 142–152.

Seifert, J. (2005). *Ereigniskorrelierte EEG-Aktivität.* Lengerich: Pabst.

Singer, W. & Ricard, M. (2008) *Hirnforschung und Meditation. Ein Dialog.* Unseld.

Singh, R. et al. (2012). Late-onset intermittent fasting dietary restriction as a potential intervention to retard age-associated brain function impairments in male rats. *Age, 34,* 917–933.

Sinn, N. et al. (2010). Oiling the Brain. A review of randomized controlled trials of omega-3 fatty acids in psychopathology across the lifespan. *Nutrients, 2,* 128–170.

Slattery D. A., Desrayaud S., Cryan J. F. (2005) GABAB receptor antagonist-mediated antidepressant-like behavior is serotonin-dependent. *J Pharmacol Exp Ther, 312,* 290–296.

Snyder, J. S. et al. (2011). Adult hippocampal neurogenesis buffers stress responses and depressive behaviour. *Nature, 476,* 458–461.

Song, S., Sjöström, P. J., Reigl, M., Nelson, S. & Chklovskii, D. B. (2005). Highly nonrandom features of synaptic connectivity in local cortical circuits. *PLoS Biology, 3*(3), e68. doi: 10.1371/journal.pbio.0030068.

Spalding, K. L. et al. (2013). Dynamics of hippocampal neurogenesis in adult humans. *Cell , 153,* 1219–1227.

Seidler, C. & Briseno, C. (2011) „Human Brain Project": Forscher basteln an der Hirnmaschine. http://www.spiegel.de/wissenschaft/mensch/human-brain-project-forscher-basteln-an-der-hirnmaschine-a-761995.html. Zugegriffen: 9. Mai 20018.

Sripada, R. K., King, A. P. et al. (2012). Neural dysregulation in posttraumatic stress disorder: evidence for disrupted equilibrium between salience and default mode brain networks. *Psychosom. Med. 74,* 904–911. doi:10.1097/PSY.0b013e318273bf33.

Stickgold, R. (2013). Parsing the role of sleep in memory processing. *Current Opinion in Neurobiology, 23,* 847–853.

Stickgold, R., Walker, M. P. (2013). Sleep-dependent memory triage: Evolving generalization through selective processing. *Nature Neuroscience, 16,* 139–145.

Supp, G. et al. (2011). Cortical hypersynchrony predicts breakdown of sensory processing during loss of consciousness. *Current Biology, 21,* 1988–1993.

Thuret, S. et al. (2009). Hippocampus-dependent learning is associated with adult neurogenesis in MRL/MpJ mice. *Hippocampus, 19,* 658–669.

Wattendorf, E. et al. (2012) Exploration of the neural correlates of ticklish laughter by functional magnetic resonance imaging, *Cerebral Cortex*. http://doc.rero.ch/search.py?p=990__a:20120418120822-YG. Zugegriffen: 9. Mai 2018.

Wiltgen BJ, et al. (2009) The alpha1 subunit of the GABA(A) receptor modulates fear learning and plasticity in the lateral amygdala. *Front Behav Neurosci, 3,* 37.

Witte, A. V. et al. (2009). Caloric restriction improves memory in elderly humans. *Proceedings of the National Academy of Sciences of the USA, 106,* 1255–1260.

Bravo, J. A. et al. (2011). Ingestion of Lactobacillus strain regulates emotional behavior and central GABA receptor expression in a mouse via the vagus nerve. *PNAS, 108*(38), 16050–16055.

Zainuddin, M. S. A. & Thuret, S. (2012). Nutrition, adult hippocampal neurogenesis and mental health. *British Medical Bulletin, 103,* 89–114.

Zeidan, F. et al. (2013). Neural correlates of mindfulness meditation-related anxiety relief. *Social Cognitive and Affective Neuroscience.*

Zschocke, S. & Hansen H.-C. (2012). *Klinische Elektroenzephalographie* (3. Aufl.). Heidelberg: Springer.

Zumsteg D., Hungerbühler H. & Wieser H.-G. (2004). *Atlas of adult electroencephalography. Hippocampus.* Bad Honnef.

Printed by Printforce, the Netherlands